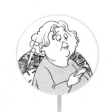

帮我记住这世界

临床医生写给认知症家庭的 32 个小故事

李霞　主编

杨颖华　副主编

上海科技教育出版社

图书在版编目（CIP）数据

帮我记住这世界：临床医生写给认知症家庭的 32 个小故事 / 李霞主编. —上海：上海科技教育出版社，2018.9（2019.8 重印）

ISBN 978-7-5428-6748-3

Ⅰ.①帮…　Ⅱ.①李…　Ⅲ.①阿尔茨海默病—防治—普及读物　Ⅳ.①R749.1-49

中国版本图书馆CIP 数据核字（2018）第 133356 号

特约编辑	吴斌荣
责任编辑	陈雅璐
装帧设计	李梦雪
插　图	顾焱

帮我记住这世界
——临床医生写给认知症家庭的 32 个小故事
李　霞　主编
杨颖华　副主编

出版发行	上海科技教育出版社有限公司
	（上海市柳州路218 号　邮政编码200235）
网　址	www.sste.com　www.ewen.co
经　销	各地新华书店
印　刷	合肥市华丰印务有限公司
开　本	890×1240　1/32
印　张	6.25
版　次	2018 年 9 月第 1 版
印　次	2019 年 8 月第 3 次印刷
书　号	ISBN 978-7-5428-6748-3/R・454
定　价	50.00 元

主　编　李　霞

副主编　杨颖华

编　者（按姓氏笔画排序）

王晓怡　南京智精灵教育科技有限公司

仇　琦　上海交通大学医学院附属精神卫生中心

乔　颖　上海交通大学医学院附属精神卫生中心

向华东　南京智精灵教育科技有限公司

江敏俊　上海交通大学医学院附属精神卫生中心

孙　琳　上海交通大学医学院附属精神卫生中心

杨　嵘　上海佰仁健康产业有限公司

杨颖华　上海市疾病预防控制中心

李　红　上海尽美长者服务中心

李辰阳　上海市普陀公证处

李　霞　上海交通大学医学院附属精神卫生中心

吴丽丽　上海爱照护养老服务有限公司

林　翔　上海交通大学医学院附属精神卫生中心

岳　玲　上海交通大学医学院附属精神卫生中心

金　金　上海交通大学医学院附属精神卫生中心

顾春玲　上海尽美长者服务中心

顾　琳　上海市瑞金康复医院

陶　晶　上海交通大学医学院附属精神卫生中心

黄延焱　复旦大学附属华山医院

盛梅青　上海交通大学医学院附属精神卫生中心

医者仁心，大爱至微

自古人求长寿。随着社会发展和医学进步，过去"七十古来希"，如今"百岁常示现"。上海人均期望寿命已超过83岁。

寿长病多，忧恼日稠。认知障碍的患病风险，随着年龄增长而大大提高。据研究报道，60—65岁仅3%的人罹患认知障碍，85岁时达到20%或25%，90岁以上则可达50%—60%。

我国认知障碍的患病率为5%—7.2%，患者总数预计1600万，其中阿尔茨海默病（Alzheimer's Disease，AD）占60%左右，其他常见的还有脑血管性认知障碍、路易体痴呆及额颞痴呆等。阿尔茨海默病是严重认知障碍，也称为痴呆（dementia），因其病因不明确，目前无法根治，逐渐加重的记忆障碍和全面的智力减退，使患者几乎丧失自主生活能力。如此悲惨结局，严重冲击人们对年老的安全感。

真的就坐以待毙吗？事实并非如此。阿尔茨海默病从确认到死亡的平均年限是8—10年。恰当的治疗虽不能逆转病情，但可以大大遏制病情发展。早发现、早治疗，可以有效延缓病情发展，减轻认知障碍的影响。问题的关键是如何尽早发现认知功能障碍。

令人遗憾的是，目前人们对认知障碍的就诊率不高，尤其是轻度的认知障碍规范诊治率很低，仅约 5% 左右。由于医疗规范诊治率低，专业医疗与照护人员不充分，社会对该病存在诸多误解，患者与家人也往往因不了解而陷入惊慌失措之中。

本书作者李霞医生从事老年精神科工作多年，她与团队同道们努力，上海的认知障碍诊治已达到 30%。她说仍有提高的空间。这也是作者成就本书的初衷：让更多的人了解各种认知障碍，警惕阿尔茨海默病，预防老年痴呆！

本书汇集认知障碍的最新研究和治疗方法，基于作者丰富的临床实践经验，从病因、临床表现和诊断治疗等方面着手，通过讲故事的方式，从诊室、病房或各色生活场景切入，娓娓道来，通俗易懂。同时，每个故事配以生动漫画，方便各种文化程度和认知水平的人士阅读。字里行间，无不流露出作者的恳切、耐心和智慧。读者不仅是获得知识，更重要的是比对、检视自己和亲友，尽可能做到早知道、早治疗！

医者仁心，大爱至微。

是为序。

上海市食品药品监督管理局副局长

上海市精神卫生中心前任院长

肖泽萍

2018 年 6 月 16 日

前　言

作为一名医师，日常工作就是替人看病；而一名老年科医师，日常工作就是替老年人看病。我的日常工作则是专门为认知障碍和焦虑抑郁的老年人看病。

很多时候，认知障碍被叫成"痴呆"，在大家的印象里，认知障碍就是"傻呆呆的"或是"什么都不记得"。人们惧怕"痴呆"，认为一旦患上"痴呆"那简直"比癌症还可怕"。认知障碍中占比最多的是阿尔茨海默病，各国药企投入巨资，力图攻克这一疾病，但迄今铩羽而归，临床试验屡战屡败！这加重了人们对认知障碍的误解——治疗是"没有办法"的，从医护人员到家庭往往只是消极应对。

但是，"没有办法"绝不是认知障碍的全部！对这个疾病的错误理解，让患者与家庭陷入无助，更增加了社会的负担。

认知障碍，在任何时期都不应该放弃！

在疾病早期，甚至只是风险期时，积极开展必要的干预是最为珍贵的，这一时期应尽可能保持患者的独立生活能力。况且有5%的认知障碍本身就是可逆的，因此在早期进行确诊与制定方案非常重要。

即使疾病进入到中重度，在正确的照护与干预下，减少精神行为问题的发生，尽可能让患者从容、安宁、有尊严地度过晚年，也是可以期待的目标。

正是这个原因，我受到上海市女医师协会孙斌会长的鼓励，获得了上海市科学技术委员会科普项目基金的支持（项目编号：17dz2305800），主编了这本科普图书。

在此感谢参与科普写作的医师们与照护专业人员（具体见编者名单）。感谢上海市女医师协会、丹麦灵北医药信息咨询有限公司、上海复旦复华药业有限公司、上海荣上医疗科技发展有限公司、思睿明医师集团对本书的认可与支持，特别感谢特约编辑吴斌荣、绘画师顾焱，以及上海科技教育出版社对这本书的细节与美好呈现格外地坚持与努力。

希望这些点滴的临床故事，能帮助大家正确看待认知障碍和每个人终将面临的老年。

上海市精神卫生中心老年科

李　霞

2018 年 7 月 7 日

病因篇

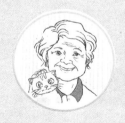

我会和爸爸一样得痴呆吗

┃ 遗传风险

作为上海交通大学医学院阿尔茨海默病诊治中心的医生，在各种场合我都经常被问到同样一个问题，那就是："我爸（妈）患了痴呆，我也会和他（她）一样得痴呆吗？"比如，在日常的门诊或义诊咨询中，子女带父（母）亲就诊，在我完成检查，与子女交谈其父（母）亲的病情和今后可能的疾病进展时，子女会问："我今后是不是也会和我爸（妈）一样？"还有的人很紧张："我看电视节目里说，父母得了这种病，子女 50% 要遗传的，是这样吗？"

养老院的全院长，和我合作好几年了。他说他要做好养老院，原因是为了他自己。他说："我爸得了痴呆，我将来肯定会得痴呆。所以，我要办一个将来我自己能够住的养老院。"

◇

我不知道全院长为何这么确定，但我每一次与这个问题

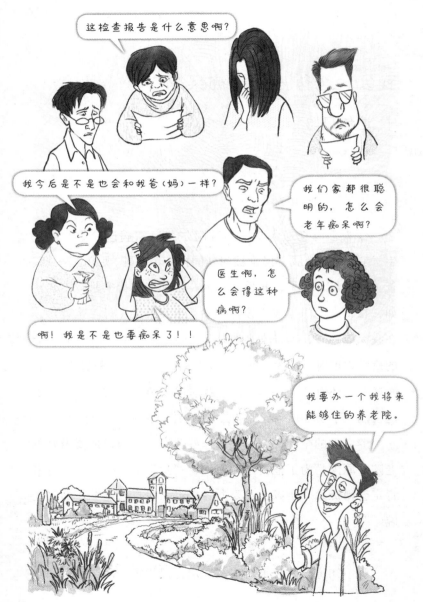

不期而遇时，都没法明确地、简单地给出答案。我常费力地解释许久，但感觉还是没有说明白。

也许这个问题的提出本身就是个问题。这是个闭合问题，要求我回答"是"或者"否"，但真实的、正确的回答却不是"是"，也不是"否"，而是"看情况而定"。看什么情况？至少会有以下这几种：

1. 看爸爸（妈妈）患痴呆的年龄。如果是在 60 岁左右患病，子女会遗传的概率大一些；如果是在 85 岁以后患病，子女会遗传的概率就小一些。但是，由于 85 岁的老年人患上痴呆的几率本来就有 15%—20%，是否是遗传而来就很难说了。

2. 看爸爸（妈妈）患的痴呆是什么类型的。痴呆的类型有很多种，最常见的有阿尔茨海默病（又称老年性痴呆），还有额颞痴呆及路易体痴呆等，它们同属于一个大类，医学上称为"退行性病变"。这些类型均是越早起病，遗传子女的概率就越大。其他类型的痴呆，比如神经梅毒，血管性痴呆，或一些获得性、免疫性的痴呆，则很难说有遗传相关性。

3. 只有很少数的痴呆带有家庭聚集性。患者的某个基因变异，比如医学上称之为早老蛋白 1、早老蛋白 2 或 APP 基因变异导致发病的，被称为早发性阿尔茨海默病。或者是罕见的阮蛋白病，也可以见到患者的某个基因突变。这种情况下，家人如果携带了这个基因，就几乎 100% 患病，但这种类型占所有痴呆类型不到 1%。

4. 大多数情况下，爸爸（妈妈）患了痴呆，子女会罹患的可能性相对高些。风险到底有多高，则要做相关的遗传检测，但也只是大致确定其风险性。例如，目前已知某些基因如载脂蛋白 E 基因型携带 E4 型的风险度偏高，是携带 E3 型的 1.6—4 倍，而携带 E2 基因型则是保护因素。需要注意的是，当前科学的发展并没有明确所有痴呆的保护基因与风险基因。因此，即使做了遗传检测也只是得到了相对风险的结果，而不是必定或绝不会痴呆的结论。

◇

总之，这个问题目前大多数情况下没有确定的、标准的答案。对于全院长，我特别想给他点个赞，因为他愿意去做好养老院，给患认知症的老人们提供一个合适的、温暖的照护机构。但是，我知道，全院长的父亲并没有来医院做明确诊断，当然也没有做过基因检测。全院长却说他自己将来一定会得痴呆，我很想说："这样吓唬自己，真的好么？"

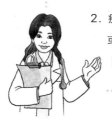

1. 痴呆分很多种类型，每一种类型的遗传度是不一样的。

2. 痴呆的家族遗传性多数只能判断为风险高或者低，只有少部分家族遗传类型依靠基因检测可以确定。

嗜脑怪的故事（上）：轮转医师的恐惧

｜ 脑萎缩

　　我在上海市精神卫生中心工作，它是一所精神卫生三级甲等专科医院，同时也是上海交通大学医学院附属医院。和北京的协和医院、上海的瑞金医院等三甲医院一样，我们医院承担处理疑难或重症疾病的责任。不同之处在于我们是专科医院，整个医院诊治处理的都是与精神心理相关的疾病。

　　我所在的老年科的职责，就是针对老年精神心理相关的疾病进行诊治与处理。再具体一点，我们处理的疾病就是老年期各种记忆或认知损害、大脑功能减退后出现的精神状态改变或老年期的抑郁、睡眠改变等问题。也就是说，老人出现易怒、暴躁、抑郁、幻觉、猜疑等，无论有没有记忆问题，都是我们医疗团队的诊治对象。

　　如果老人住院，每一位患者都将由医疗和护理团队来负责。医师组成中会有至少一位住院医师、一位主治医师与一位主任医师三人组成小组。

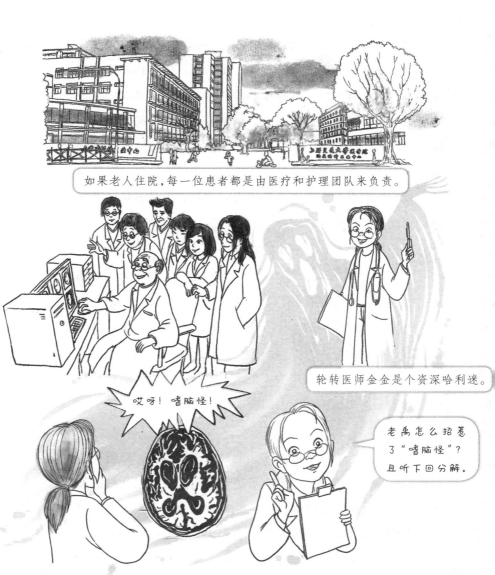

如果老人住院，每一位患者都是由医疗和护理团队来负责。

轮转医师金金是个资深哈利迷。

哎呀！嗜脑怪！

老禹怎么招惹了"嗜脑怪"？且听下回分解。

这三位小组成员各司其职：主任医师通常听取下级医师的汇报，给出治疗的方向与原则；主治医师则在这些方向和原则下进行具体治疗；住院医师是执行各种治疗的主力，最主要的工作是观察与记录病情，填写各种治疗与检查单据，向上级医师汇报并执行相关医嘱。随着住院医师规范化培训制度的建立，住院医师往往由来医院学习的专科培养医师担任。他们在培养期间要进行科室轮转培训，熟悉各科业务情况，因此也被称为轮转医师。

金金医生就是这样一位轮转医师。

她年轻有灵气，是个资深的"哈利迷"。对待老年抑郁症患者，金金教我们用《哈利·波特》的作者 J. K. 罗琳（J.K. Rowling）的方式描述抑郁："这是个摄魂怪。凡是它经过的地方，都会被吸去所有快乐，让人想起最可怕的事。它那张无法描述的面孔，会吸去人们的灵魂。"这个比喻把抑郁症患者毫无生趣、深怀忧虑的表现描述得清晰而逼真。

◇

那天，金金在医生办公室，忽然失声惊叫："哎呀！嗜脑怪！"原来，她正在电脑上看患者老禹的头颅磁共振成像（MRI）。在放大的影像图片上，60 岁的老禹的大脑萎缩得像个干瘪的核桃仁。中间的脑室空而大，整个脑皮层就如一层薄薄的纸包裹在同样萎缩的脑白质外面，脑壳下面的大脑显得空了一半。

金金深感恐惧，心中一阵阵地发怵。平素看 90 岁患者的大脑，脑组织难免有萎缩，像皮肤到老年时会皱巴巴一样。但老禹才 60 岁啊，是"嗜脑怪"把老禹的大脑吸食空了吧？金金多想给罗琳女士写封信，告诉她关于魔法世界的新书里或许可以再多一个叫"嗜脑怪"的大反派。

◇

在人们平常的印象里，认为脑萎缩就是痴呆；或者反过来认为，痴呆就是脑萎缩。其实，这都不准确，需要结合患者的年龄和既往的大脑影像结果综合考虑。

还是拿皮肤来打比方。年纪大了，皮肤多少都有点皱皱巴巴，和年轻人不好比。大脑也是，随着年龄增长，或多或少会有萎缩性改变，这不是疾病。有的人显老，20 岁左右就被人叫"大叔"；有的人则天生显得面相年轻。"显老"只是一种长相特点，而不是疾病。同样地，天生大脑不饱满的人也不一定患有痴呆。

话说回来，老禹才 60 岁，脑子就萎缩，而且呈现出非常显著的萎缩。金金看到的头颅磁共振成像和他前几年相比，明显加速地萎缩了。老禹确实招惹了"嗜脑怪"——医学上正名叫"早发性阿尔茨海默病"。

老禹究竟怎么招惹了"嗜脑怪"？故事有点曲折，请听下回分解。

1. 脑萎缩并不一定是痴呆。随着年龄增长，大脑常常会有一定程度的萎缩。

2. 特别突出的、不符合年龄规律的脑萎缩，才是疾病的表现。

嗜脑怪的故事（下）：难逃家族的厄运

| 家族遗传

老禹其实并不老，他是家里的小儿子，因天资聪颖，自小得到父母特别的宠爱。他也不负厚望，成为家里的第一个大学生，再加上继承了父母的优点，大长腿，长得帅，可谓是风光无限。

读大学时，老禹遇到他人生的第一个坎。

一向温柔贤惠的母亲在50多岁时突然患上了"失心疯"，整天丢东找西，疑心重重。家人带她去医院检查，医生说是"痴呆"。那时，医疗技术有限，没法儿治甚至没法儿解释。痴呆，这对于老禹和家人们来说，是难以接受的事实。这不是老年人才有的毛病吗？母亲才刚过50岁，怎么说痴呆就痴呆了？直到有一次母亲出了门找不到回家的路，大家终于接受了这个残酷的现实。母亲的认知情况越来越差，最后连家人也不认得，在家和病房进出数次后，最终离开了人世。

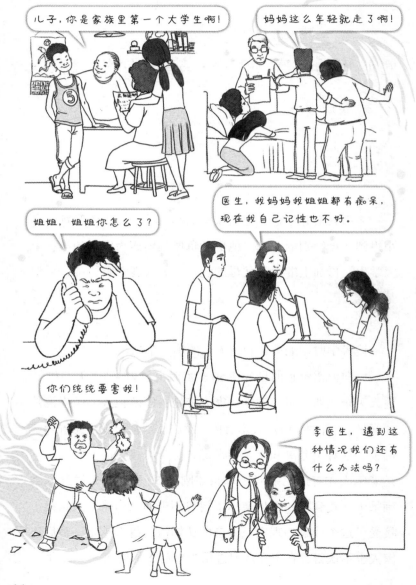

老禹大学毕业后进入机关工作。人人都夸他工作能力强，性子又温文尔雅，是个丈夫的好人选。徐姐在工作中遇到风华正茂的老禹，俩人情投意合，相识没多久就结婚了，还有了一个可爱的儿子。

厄运，躲在幸福背后发出冷笑。老禹的姐姐，刚刚过完45岁生日没多久出了场车祸，之后出现了和母亲一样的情况。先是记忆力变差，脑袋里像是装了个橡皮擦。后来逐渐发展成无法做任何家务，甚至不识家人。当医生再次告诉他们"痴呆"这个诊断时，老禹开始慌了：家族中有多少人会得这个病？近亲属中的第二个痴呆已经出现了，自己会是那第三个吗？

2003年，老禹48岁。45岁这个坎刚刚过去，他想着熬过50岁是不是就可以躲过一劫。但是，有些东西裹挟在基因中，从父母那里遗传到自己身上，就和他的大长腿一样，已无法改变。

慢慢地，老禹开始记性不好起来。银行卡密码记不住，更别提爱人交代他明天要办的事情。虽然还能上班，但是已经力不从心，只能处理些简单的工作。这样的情况一直持续到2005年，老禹终究还是没能熬过50岁。家人带他到医院就诊，"痴呆"第三次出现在这个家族里。

老禹在理智尚清晰的片刻，切切实实、清清楚楚地感受到了恐惧。他和徐姐道歉，觉得自己拖累了她，可能还要连累他们的孩子。而彼时，儿子小禹，正当 18 岁花季，人生刚刚开始。

之后发生的事情，和发生在母亲、姐姐身上的一模一样。老禹行为紊乱，性格大变。温柔的老禹变成了暴君，打骂儿子，猜疑爱人。有一天，他离开家怎么也找不到回去的路，被找到时已经是两天后，奄奄一息，被送进了重症监护室。当时，有朋友问徐姐："老禹的痴呆是不会好了，你确定要全力抢救他的生命吗？"徐姐坚持要求尽最大力量抢救。老禹最终转危为安，但是日常的照护更为艰难了。

◇

徐姐送老禹来我们的病房住院。头颅磁共振成像显示他的大脑空空如也，轮转医师金金深感震惊与恐惧。随后，老禹的基因学检测结果也出来了。不出所料，老禹携带的基因异常，早老蛋白 1（presenilin-1，PS1）阳性。这更证实了我们对老禹的诊断——早发性阿尔茨海默病。

早发性是指起病于老年前期。65 岁之前发病的人群，与 65 岁以后发病的阿尔茨海默病患者相比，属于少见类型，大约只占到所有发病群体的 5%。发病年龄越早，就越可能与遗传相关。而且家族中的成员，只要携带了这个基因，就必定患病。老禹的母亲和姐姐很可能也携带了这个基因。我们曾建议老禹及他姐姐的子辈来做基因检查，他们拒绝了。如今，小禹已经快30岁了，和他爸爸一样也是个帅气的大高个，没有女友也不想结婚。或许他心中早有洞察，只是他不愿意用这种真切得接近残忍的方式预知自己下半生的命运，可能这种不可知反倒会让自己过得开心一些。

老禹从确诊到现在，已经有七年多了。他的记忆力越来越差，已经不会说话，但对徐姐的态度和对其他人不一样。他在徐姐的身边，往往会更安静，也更愿意接受护理。

倒是徐姐，每天承担着沉重的心理负担。每次和我会面，都十分焦虑，甚至会哭出来。我也不禁叹息，这七年里，关于这个病的诊断技术有了较大的进步，早期诊断已经有很多方法，甚至对于早期干预，也有了一些办法可以采用，以尽可能推迟患者进入到严重状态的时间。但是老禹来到我们这儿时已经是中重度阶段，尽管医疗的介入可能维系或延长老禹的生命，但仍然没有好的办法让老禹和家人留下更多的美好时光。

1. 阿尔茨海默病是痴呆的一种，有少数的患者携带早老蛋白 1 等突变基因，这是早发性阿尔茨海默病的病因。

2. 即使是家族中有人被确诊携带突变基因，也并不是每位家族成员都会携带此基因。科学家与医学家正在携手探讨基因治疗的可能性，希望在不久的将来，这些家族遗传性的疾病也可被攻克。

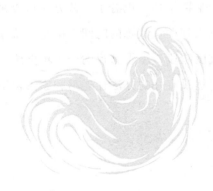

29 岁的痴呆患者

早发性痴呆

　　我所在的上海市精神卫生中心老年科同时也是上海交通大学医学院的阿尔茨海默病诊治中心。每个工作日都有记忆门诊，专为阿尔茨海默病与其他认知障碍患者提供诊疗服务，已经持续有 20 多年了。中心主任肖世富教授是诊治痴呆的专家，他的特需门诊总会遇到各式各样的痴呆患者，其中不乏全国罕见甚至世界罕见的痴呆病例。比如我接下来要讲的这一例。

◇

　　那天，我像往常一样在病房工作。肖教授来电，叫我去门诊接一位病人，记录病例资料，预约头颅磁共振检查，留取血样本。到了门诊大厅，我看到几位年轻人在那里。我的视线还在搜索他们的父亲或是母亲，可肖教授指着其中一位年轻男性说："这是小洛，你带他去查一下。"前一秒我还在诧异，后一秒我就想着该是别的什么病，肯定不会是痴呆。

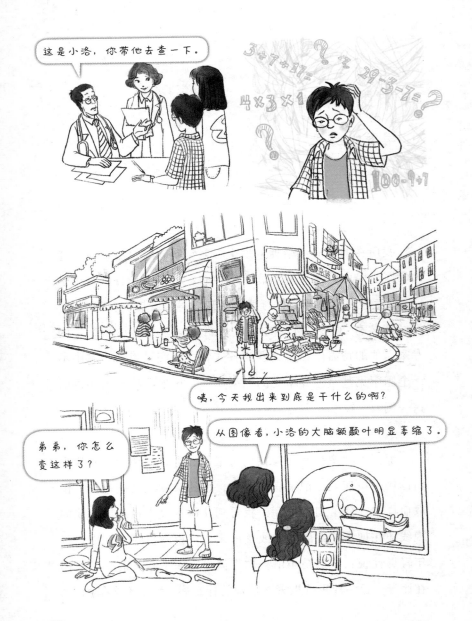

但当我详细地记录了病史，做了神经系统体检和认知评估后，我知道我又错了！

小洛的认知功能下降已非常明显。一道 100 以内的加减法对小学生来说也不算难事，但对于拥有大学学历的小洛却不那么容易。他只能算出 100 减 7 等于 93，再往后 93 减 7 就无法作答了。让他画一个钟表，指针指在 11 点 15 分的位置，他也无法做到。他的简易精神状况检查（MMSE）——一种用于阿尔茨海默病的筛查量表——评分只有 17 分，而 MMSE 评分若是在 10—20 分这个范围，会大致判断为中度痴呆。

除了认知功能下降，小洛身上还有许多让他的家人感到痛苦的改变，比如变得冷漠、迟钝、自私。姐姐摔倒了，腿上流血，他只是站在旁边笑，不去帮忙；每天做得最多的事就是向家人要钱，出去买零食吃；就算自己的头磕破了，他也只是手捂着头不知何去何从。家里人带着小洛到处求医，医生只说是痴呆，却不能明确更多。这次，他们来到我们这里的老年记忆门诊求助。

根据头颅磁共振成像显示，小洛的大脑额颞叶已有明显萎缩。人的情感、记忆和语言中枢在额颞叶，这就可以解释为什么小洛的性格改变那么大了。一个月后，他的基因报告也有了结果，MAPT G389R 基因变异，额颞痴呆的致病基因。小洛的诊断可以明确了，他患上了额颞痴呆。

◇

这种疾病不算少见，少见的是小洛所携带的突变位点。全世界被报道过的只有两例，法国女孩，一个 17 岁，另一个 21 岁。她们彼此没有血缘关系，同样的突变基因，同样的早发性痴呆。这种痴呆，不仅会记忆力下降，还会出现语言问题和性格改变。不出意外的话，29 岁的小洛便是那第三例患者。

也许有人会害怕，难道痴呆的发病率提前了？其实，大可不必。痴呆虽然不是老年人的专利——很多早发性痴呆越来越引起人们的注意，但总体来说，95% 的病例还是发生在老年期，且年龄越大，认知障碍的发生率越高。

1. 痴呆不是老年人的专利，有大约 5% 的疾病发生在老年前期，罕见病例发生在青年时期。

2. 基因检查与脑影像学检查对早发性痴呆的诊断很有必要。

家里有很多个小小的人

｜ 帕金森病

在我治疗的老年疾病中，最让人头疼同时也最具戏剧性的就是帕金森病了。人们总认为，帕金森病不就是手抖、脚抖、走路不稳嘛，为什么要来老年精神科就诊？其实，帕金森病不仅仅是运动问题那么简单。

◇

78岁的凌妈妈一年前来门诊的时候，有抑郁表现。她情绪低落，无力，烦躁，出汗多，有一点风吹草动就非常紧张。经过一段时间的抗抑郁治疗后，她的情况有所好转。可是没多久家人发现她记忆力差了，总是忘记事儿，走路总会走歪，很容易摔倒。最让家人担心的是她忽然坚持说家里有很多人："很多个小人，只有半尺高，到处都是。"

可明明家里只有她和丈夫两个人啊！凌妈妈时常说"有很多人"，还比划着这些小人的高矮，听着着实有些渗人。

凌妈妈自己也很烦恼，家人都不肯相信她。虽然这些小

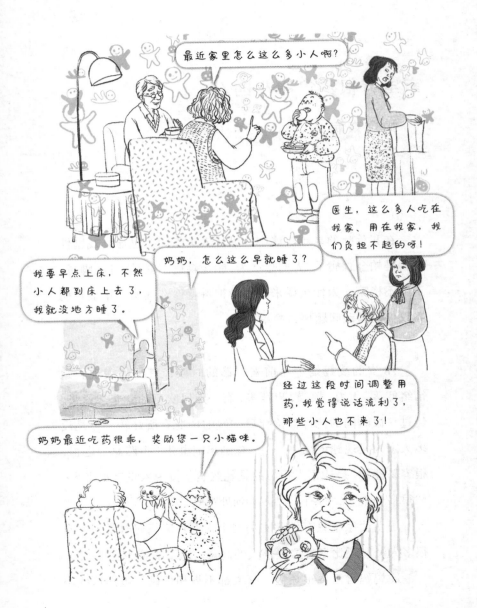

人似乎只是在家里，并不想加害自己，但是"这么多人吃在我家、用在我家，我们负担不起的呀"。她有时伸手去抓，但小人往往在她伸手抓的时候就跑掉，不见了。

◇

凌妈妈的症状是"幻视"，在帕金森病患者中不少见。通常，这些幻视会非常生动，但看到的人或东西是自己来去，与患者本人不相关，和精神分裂症的幻觉有所不同。分裂症的幻觉通常幻听多见，幻觉指向自己，比如听到有人议论自己、命令自己或威胁自己。

帕金森病患者有时会认识到这是幻视，有时和幻视和平共处。凌妈妈后来觉得这么小的人，也不会吃用什么的，就自己释怀了。但是，每天天一黑她就赶紧要上床，和那些小人抢床。她说："那些小人睡在我的床上，我就没地方睡了！"

有的帕金森病患者没有幻视，但会有很突出、很严重的焦虑、抑郁症状。患者情绪波动性地低落、焦虑或无力，有时一阵阵地出现烦躁难受、皮肤麻木、心慌胸闷。这些症状和帕金森病带来的行动受限合在一起，让患者感觉"生活太累了""什么也做不了"，严重影响患者的生活质量。

有的患者会有睡眠障碍，时常说梦话或喊叫，在梦里手脚挥舞，甚至下床梦游。有的患者同时出现记忆力减退，前说后忘记，由此可以被诊断为路易体病引起的认知障碍。

让人感到棘手的是，对这些患者的治疗要十万分的小心。用抗帕金森药没错，但抗帕金森药本身有许多不良反应，也可能引起幻觉。如果采用抗幻觉或抗焦虑的药，一些患者常常对镇静类药非常敏感，小剂量就可能会引起过度镇静或加重运动障碍的副作用。

因此，给帕金森病患者调整用药，通常非常缓慢，但症状又让患者非常痛苦，不容懈怠。治疗就像踩着高空的跷跷板，小心翼翼地维持平衡。

◇

凌妈妈在我的门诊历经数月的治疗，加上神经内科专家的联合诊治，再有家人的鼓励和支持，现在的她，终于露出笑脸："我觉得说话流利了，那些小人也不来了！"

1. 帕金森病患者常出现抑郁、焦虑、幻觉、妄想、睡眠不宁、认知障碍等精神症状，这些症状和运动障碍可能先后或同时出现。

2. 患者对药物治疗敏感，医生开处方镇静药要非常谨慎小心，剂量尽可能小。

临床表现篇

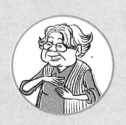

老人记忆力下降很正常吗

| 疾病界线

我们所在科室的老年专病门诊，是全国最早的记忆门诊之一。但由于认识的局限性，不少患者往往到了痴呆的中后期，出现了幻觉、吵闹、不眠不休的时候，才会来老年专病门诊。

记忆门诊的医师，都是老年科的主治医师或主任医师。大家有一点共同的感受，那就是医师和病人家属对疾病的严重度认知会有差异。情况往往是这样的：医师评估病人已经可以诊断为阿尔茨海默病了，已经发病了；而家属认为，"没有吧，他聪明着呢，以前的事情记得比谁都清楚。"或是医师觉得患者已经进入中重度了，不可以独立生活了，很容易出意外了；而家属觉得"她就是记忆力不好啊，老年人记性有点不好也正常吧。还比较轻的吧？"

正因这样，老年人来记忆门诊都有点迟了。再者，这个病情发展比较慢。家人就算想到了，有些担忧了，也一时不

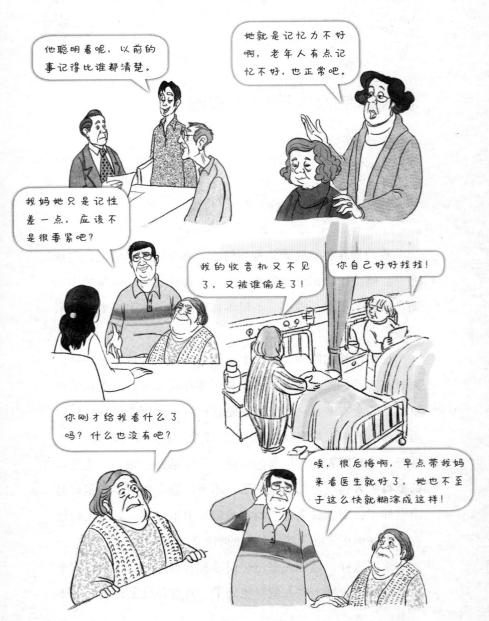

知去哪儿看病更合适。若遇上非老年专科的医师询问，没准还会说："老年人记性不好，医生也没办法的。"就这么着，我们看到的患者多数已经很严重了，好可惜已经耽误了早期干预的大好时机。

◇

这样的情况，每天都在上演。

一次，一位50多岁的男子带着母亲来看病。男子一进门就说："我妈她并不痴呆，只是记性差点，80多岁了，记性差也很正常。"问他带母亲来看门诊的原因，回答是："我妈目前住在养老院里，经常和邻床的老人吵嘴，总是说自己东西被偷了，是养老院的医生叫我们来的。"

听到这里，我大致心里有数了。我问了老太太一些问题："现在你在哪里？""现在几月份？""现在是冷天还是热天？"老太太都不能回答。我给老太太看了笔、钥匙、手表三样东西，让她记住，过了3分钟让她回忆，她一个也想不起来，还说："你刚才给我看什么了？没有呀。"

最终，她的MMSE评分为7分。

◇

MMSE是临床使用最广泛的痴呆筛查工具，10分以下代表着疾病已经是中重度以上了。认知障碍到了中重度，老人是有一定语言能力的，但由于大脑功能严重受损，会忘记物品放在哪里了，会认为是被别人偷走，别人解释过后又忘记了，还是会继续怀疑。这位老太太就是这样，儿子每天都来看自己，她却忘记了，常生气地说儿子从不来看她。丈夫已去世多年，她还坚持让子女带丈夫过来和自己聊天。

这位儿子却说母亲没有痴呆，只是记性差点。也许，对于痴呆的认识，人们觉得是不会说话，不会自己吃饭，什么都不知道了吧。真到了这个阶段，就已经错过了早期干预、尽可能保持老人生活质量的时期。到了这么严重的时候，养老院和家人都没有准备，不知怎么办好。

也有很多老人，在意自己的记忆状况，家人也同样重视。尽管后来记忆力逐渐下降，但因为持续随访，按医嘱服药，和同样病症但任其发展的老人相比，3 年甚至 5 年过去了，两个人的状况是天壤之别。前者还能陪着老伴买菜、逛街、拎东西，后者已经在养老院里昼夜不分、猜疑吵闹了。所以，真的不是人老了就会记性不好，出现记忆问题。要重视起来，早发现，早治疗，才能从容走过夕阳岁月。

1. 认知障碍早期诊断需要由专业的记忆门诊医师来判断，不要盲目认为"老了，记忆力不好也正常"。

2. 伴随着记忆力不好同时发生的，常有一些精神行为问题，比如情绪不稳定、性格变化或猜疑等，需要注意。

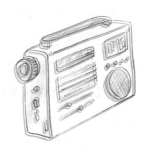

德高望重的汤教授为什么纠缠小·桃老师

| 异常行为

差不多是 10 年前的事儿了。那年，汤教授 72 岁。

他在学术界颇有威望，尽管早已办了退休，学校还是不定期邀请他回来给学生做讲座或参加会议。这次，汤教授却把校领导着实吓着了。

◇

开学不久，学校照例邀请汤教授给新生讲话。刚开始并无不妥，快结束时，汤教授忽然说："谢谢院领导，谢谢市领导关心，谢谢这么多学生来参加我和小桃的婚礼。婚礼办得很隆重，我很高兴。" 说完，他走到坐在前排的小桃老师身边，还让小桃老师跟他回家。

才 30 岁出头的小桃老师完全呆住了。平日里，她和汤教授除了工作上往来，再也没别的关系了，哪里来的婚礼，还要跟汤教授回家？！可怜的小桃老师脸胀得通红，不知该如何是好。校领导见状，赶紧联系汤教授的家人把他接走了。

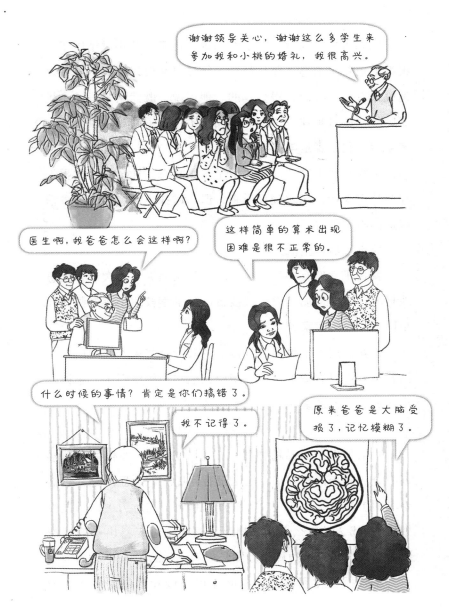

回到家后，汤教授对子女们说，他确实和小桃结婚了，报纸上也登了消息，照片都有，领导也在会议前祝贺他们。他说得有鼻子有眼，很认真的。他还说，既然结婚了，小桃老师就该接过来住。子女们都糊涂了：难道在母亲去世这么多年后，父亲真是与小桃老师有了婚约？

最终核实下来，一切完全是子虚乌有。让汤教授拿报纸和照片出来看，汤教授只说有，但一时找不到。当天，事情就这样不了了之了。

此事过后，生活如常。

就在子女们有些放下心来时，学校领导又一次十万火急地打电话来找他们，说汤教授自己去了学校找小桃老师，让小桃老师跟他回家。

子女们这回不再迟疑，接上汤教授直接来看我的门诊。汤教授显得思维清晰，他坚持说，他和小桃结婚了。还说，小桃婚后也曾来家看过他。

◇

我给他做了简易精神状况检查（MMSE），他的分数接近满分。初步检查看来，记忆没有问题。但奇怪的是，当被要求用 100 减 7 再减 7 时（考查计算力与注意力），汤教授做到 93 减 7 时怎么也算不出来。这对于理工科出身的教授而言，被这样简单的算术难倒是很不正常的。

汤教授文化程度高，他的知识与认知的储备水平（脑储备）也高出同龄老年人。MMSE 检查，对汤教授这样的老人而言太简单了。这种现象被称为"天花板效应"，就是指MMSE 这类筛查认知功能的工具，高学历者即使已经有认知症，也可以轻松通过测试。

做连续减法时，如果是一位小学文化程度的老人，所有记忆测试只这一项错误，则老人有认知障碍的可能性并不大。但考虑到汤教授的背景，再结合他数次无中生有的坚信，这就是一个问题了。

◇

汤教授为什么会认为他和小桃结婚了呢，并且还说得这么具体生动？我们推断，汤教授并不是故意编故事，而是可能把在他梦里发生的事与现实混淆了，或别人身上、报纸上发生的事情与自己身上发生的事情混淆了，还可能是脑功能下降后出现了凭空的想象。这在医学上称为错构或虚构，多数时候是大脑受损的表现。结合汤教授有长期高血压的病史，有脑短暂缺血的可能，加上老化的因素，那么汤教授对小桃的纠缠很可能就是认知障碍的早期表现。

随后的检查与随访观察也证明了上述判断。汤教授的脑影像 MRI 显示大脑有多发腔梗灶和较严重的白质病变，脑萎缩也比同龄人要严重。

汤教授还是坚持说自己结婚的事情是真的。半年后，记忆损害表现更明显了：刚发生的事情很快忘记，不再主动提起小桃的事，对家里或学校发生的事表现得漠不关心，生活能力下降，不再读书看报，洗脸等个人生活料理须旁人督促。

◇

10年后的今天，再提此事，是因为在认知障碍的专业领域里，一个新名词"轻度精神行为障碍（mild behavioral impairment）"被提出，专指那些看起来记忆和生活能力都没问题，却出现行为失范或情绪改变的人。轻度精神行为障碍表现多样，有的易怒或忧郁，有的变得轻佻或退缩，甚至有幻觉，猜疑，而这些都可能是认知损害的早期症状。

理解了这些，汤教授的家人、小桃老师和学校领导就会明白汤教授还是德高望重的汤教授，只是当时他的大脑受损了，模糊了记忆，失去了思辨能力。所有那些让大家惊诧的怪事缘于这种疾病，所有需要认识和理解的是这种疾病的各种症状和表现，以及汤教授多么需要医治与帮助。

1. 老年人无明显原因出现个性改变，可能是认知障碍的前期表现。

2. 对于老年人的个性改变与异常行为，需要理解这是疾病所致，道德谴责既不必要也不理性。

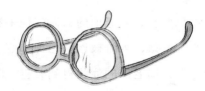

先抑郁再痴呆的周老伯

| 情绪障碍

周老伯是我记忆门诊的一位患者。

他是一位教师，桃李满天下，一直工作到 65 岁才退休。五年前，也就是他 67 岁时，他出现了情绪低落、对周围事情都不感兴趣、不愿意出门、不再看电视等情况，甚至连他最爱的小孙女也不怎么关心了。

过了数月，不见好转，周老伯的家人带他来我院的"上海市心理咨询中心"就诊，当时被诊断为抑郁症。服用抗抑郁药物和规律治疗后，周老伯的症状得到改善，随后按医嘱继续服药，巩固疗效。

情况好转了的六个月后，周老伯自行来看我的记忆门诊。他说："我现在抑郁症都好了，心情也还不错，但是我觉得我的记性是越来越差了。""以前我记性很好的，报纸上的内容读了都能记住，现在看过一转身就都不记得了。"他补充道，"特别是刚刚发生的事情。"他担心地问："我，会

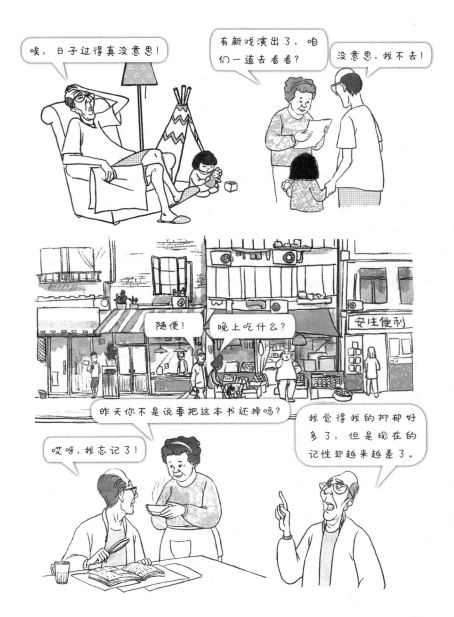

不会得了老年痴呆？"

◇

我首先对周老伯的身体情况进行了全面了解。他有 20
年的高血压史，多年前做过一次甲状腺腺瘤切除术，每年体
检无重大躯体问题。接着，我简单评估了周老伯的情绪与认
知功能。他的情绪问题的确已经好转，对自己记忆问题的焦
虑不安在可接受范畴内，并非抑郁症表现。在认知评估中，
我发现周老伯的记忆确实存在问题，刚说过的事情他记不住。
让他记住三个词语，三分钟后再问，他只记得一个。做注意
力测试时，他的注意力集中有一定困难。我的评估结果为：
情绪可，存在情景记忆受损和轻度注意力障碍。

为明确诊断，我进一步收集信息。

"您的记忆问题是慢慢发生的，还是突然出现的？"

"都是慢慢出现的，没发生什么特别的事情，慢慢地。"

"您的记忆力下降和患抑郁症有关系吗？"

"这个问题我想过。在患抑郁症之前，其实就有一点记
性不太好了。抑郁症发的时候特别严重，脑子不会动了。抑
郁症治好后其他都好了，就这个记性问题更明显了，而且这
半年来越来越严重了。"

我还需要评估周老伯的日常生活能力。

我问："您以前的活动还参加吗？还接送孙女吗？服药
是自己服还是要家人提醒您？"

"情绪不忧郁后，我还是能去老年大学的，能和老伴一起买菜，带孩子。服药我怕自己忘记，用药盒子每个星期摆好，吃了药对应的格子就空了，不会弄错。"

我总结，周老伯认知受损是缓慢进展的，和抑郁有关联但没有因果关系，日常生活能力基本保持。

◇

最后，我们为周老伯安排了血液检查，包括甲状腺功能、叶酸、维生素 B_{12} 等测试，还为周老伯预约了头颅磁共振检查。两周后，周老伯的检查报告出来了。血液学指标均未见明显异常，头颅磁共振成像显示脑内多发缺血灶、脑萎缩、双侧侧脑室体周围脑白质疏松（如图）。

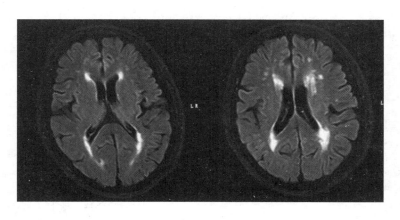

周老伯的头颅核磁共振成像

至此，周老伯的临床诊断基本可以明确了，他属于轻度认知障碍（遗忘型与脑血管型混合），而混合型轻度认知障碍患者将来发展成为痴呆的可能性比较大。

◇

也许有人会觉得奇怪，周老伯的记忆评估不算差。除了上面提到的，其他问题评估都很好，评分几乎是满分。难道这样也是有问题的？

是的。周老伯是一名高级知识分子，这些测试的难度对他来说很"小儿科"。他的评估总分虽然不低，但近事记忆下降问题仍检查了出来，且周老伯自己的感受很明显。经过上述一系列检查，我们可以诊断周老伯很可能会在1—2年内发展到疾病期。

1. 老年期抑郁本身是形成认知障碍（痴呆）的一个独立风险因素。

2. 轻度认知功能障碍（MCI）是痴呆的临床前期，须通过仔细的病史收集、评估、血液检查与脑影像学检查等，才能最终确诊。

一条七秒记忆的鱼

| 近事记忆障碍

　　仇琦医生是我处刚毕业的研究生，按照国家目前推进的住院医师规范化培训制度，她曾在上海交通大学医学院附属第一人民医院接受过一年的培训。在神经内科轮转的三个月中，她讲述给我听一位特别的患者，一个特别的故事。

◇

　　吕老太太，76岁。最近这四天，她的记忆力忽然明显下降了。刚刚发生的事情反复地问，不记得钥匙放在哪里了，不记得早餐吃了什么，不记得女儿叮嘱的要买的物件。但是以前的事情她都记得，朋友与女儿的电话号码也都记得。除了轻微的头晕、头痛，身体没有其他特别的不适。

　　她来到神经内科，进行住院检查。那天她刚住进病房，仇医师去进行临床检查。

　　"您好，我给您检查身体，好吧？"仇琦说道。

　　"好的。医生，你贵姓啊？"老太太微笑着问。

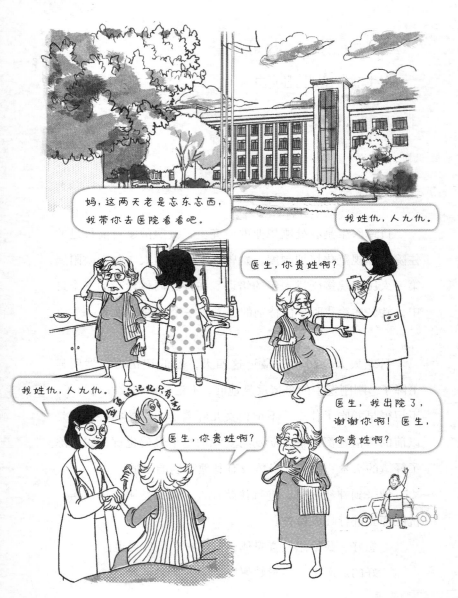

"我姓仇，念 qiú 的音。"

"谢谢你，仇医生。"

◇

仇琦帮老太太数脉搏，秒针还没走到 10 秒。

老太太忽然说话了："医生，你贵姓啊？"

仇琦又回答一遍："我是仇医生。"

"谢谢你，仇医生。"

过了七秒，老太太又发问了："医生，你贵姓啊？"

仇琦再作答，但脉搏数不下去了。

◇

吕老太太有糖尿病、高血压病史数十年，控制尚可，躯体检查并未发现阳性的神经系统体征。但近事记忆障碍十分显著，她总是重复问同一个问题。医生离开一会儿后，她便完全忘记曾经见过这位医生。对新印象的记忆不超过数十秒或数分钟，像是一首歌里唱的"一条七秒记忆的鱼"。

◇

可是在四天前，吕老太太的记忆还好端端的呢。这到底是怎么回事？

当头颅磁共振成像结果出来后，真相大白。原来，她新近发生了脑梗，发生在大脑特别的部位——胼胝体前联合梗塞（如图）。临床上，单纯此处的梗塞较为少见。

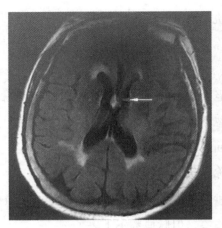

吕老太太的头颅磁共振成像

　　人的记忆功能主要依赖于大脑里的海马及其纤维连接系统的整合作用。吕老太太梗塞的部分在胼胝体的前联合部位，有一部分神经纤维连接海马，这部分梗塞后切断神经纤维通路，海马区不能接受及处理信息，表现为不能储存新的知识、短时（瞬时）记忆减退以及不能转化为长时记忆等。这便是老太太发生急性记忆障碍的原因。

　　吕老太太合并有高血压和糖尿病，是发生动脉粥样硬化性脑梗死的高危风险。平时，控制这些慢性基础疾病很关键。每新发一次脑梗，对老年的大脑记忆功能都会形成新一次的伤害。而如果在大脑关键部位发生脑梗，后果就会更加严重。

　　后来，吕老太太出院了。她的记忆并没有好转，多么希望她今后能有所恢复啊！

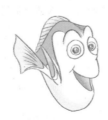

1. 脑梗在某些关键部位，比如胼胝体前联合部位，会引起短时记忆急性损害。

2. 防治脑梗发生的关键是控制脑血管疾病的风险因素，保持血压、血糖稳定，不可过高，但也不可过低。

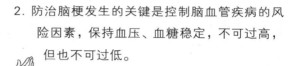

不要和我儿子生气

| 家属态度

美华老太太85岁了，患有阿尔茨海默病，看我的门诊已两年多了，一直还算平稳。通常，是女儿带她来就诊。这次，却由儿子金敏带来。原来，老太太忽然发生了状况，无来由地出现无意义的急促喊叫，伴随连续的没有意义的话语。当时，家人吓坏了，又逢过年，就带她到就近医院看门诊，医生开了处方药奥氮平。

"刚开始说吃半片，后来压不住，给了一片才好了。"金敏说着，给我看了当时的一段视频。视频里，美华躺在床上，嘴里不停地发出喊叫。周围的人安抚她，她会重复别人的话，说："噢，好了噢。"但多数时候还是自己不停发出声响，似乎在害怕什么，声音颤抖，像打寒颤禁不住的样子。

这种情况并不多见。癫痫发作时，会表现出这样，但仅靠这段视频难以作出判断，需要更多的检查与详细资料才行。

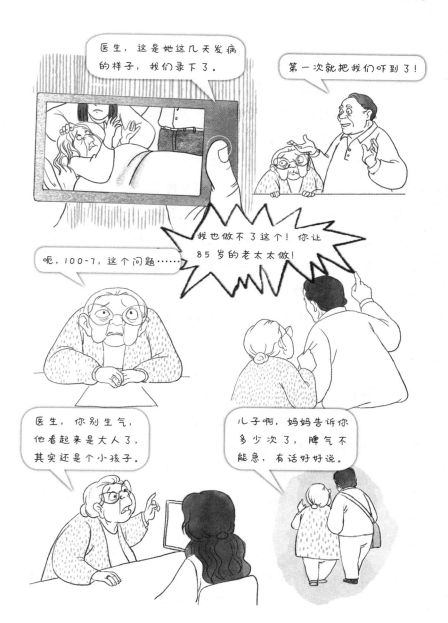

◇

"这样每次会持续多久？"我问。

"30 分钟，有时更长时间。"金敏回答。

"总共有多少次了？"我问。

"三次吧。"陪同的阿姨说道。

"第一次就把我们吓着了，赶紧送了医院。"金敏补充说，"那时给开的奥氮平。现在发现我妈一下子退步很快，记忆力差很多，还有这样的吓人情况，所以找您看看。"

我望向美华老太太。此刻的她颇为平静，我开始询问她。

"儿子说的您记得吗？"

"……呃，他们说是我，我觉得也是我……"老太太显然不太记得。

"那我问您问题，看看您记忆好吗？"

我开始专注给美华做认知评估。

"……用 100 减 7 连续减是多少啊？"

"100 减 7 啊……93。"

"继续。"我说。

"啊，继续减啊，刚才说 100 减 7 等于 90 对吧……"

"您继续吧。"

老太太注意力集中有些困难，很快不记得自己的任务。但，评估此项时不允许提醒。

"再减 7 呀。"一旁的阿姨有点着急。

"再减 7 呀，是多少减 7 呀？"美华老太太还是很困惑。

看来进行不下去了，我正想换一种方式评估一下老太太的注意力，忽然传来一声怒喝："我也做不了这个，你让 85 岁的老太太做！"

我抬头一看，原来是老太太的儿子金敏。说完，他气愤地扭过头去不再看我。

"什么？"我愕然，"你这是不希望我做检查吗？"

"我花费时间，你觉得是故意要寻老太太开心？"我不由也有点怒了，"你是希望我就给您妈妈开些镇静药，不用检查吗？"

"医生，你不要和我儿子生气……"忽然，美华老太太开口了，脸上带着惶恐与歉意。

我看着美华老太太，张了张嘴，却不知道该说什么。

◇

儿子金敏也许觉得我是在为难老太太，觉得老太太答不上来会很窘迫。事实上，老太太在努力地尝试并不觉得有什么难堪，儿子却感觉到伤害，认为应该出手制止医生的提问，保护老太太。

因多年在临床工作，我理解这样的心态。儿女常觉得父母老了，又生了病，认为好好照顾老人，就是让老人什么也不用操心、什么也不用做，让老人衣来伸手、饭来张口，这就是最大的孝顺。

所以，我耐心地和老人交流与评估都被看成是"冒犯"。

而老太太这一边怎么想的呢？因为疾病也许她无法表达出自己的真实需要，面对此般"孝敬"自己的儿女，她是否更愿意自己作主与独立？我们不得而知。但显然，美华老太太对自己儿子的坏脾气是隐忍的。

◇

老太太这时又说："医生，你别生气，他（儿子）看起来是大人了，其实还是个小孩子。"一刹那间我有点恍惚了，眼前的这位老太太是那么的睿智，她真是患了阿尔茨海默病吗？

我听从美华老太太，不再和儿子金敏生气，继续完成了检查，调整了药物。儿子金敏之后没再作声，出门时，小声地道了歉，小心地扶着母亲离开了。

老太太说的那句话，"医生，你不要和我儿子生气……"，在我的脑海中久久挥之不去。

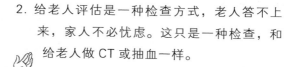

1. 老人突然的精神状态变化，并不一定就是精神疾病，须谨慎判别，需要更仔细的认知评估和身体检查。

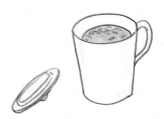

2. 给老人评估是一种检查方式，老人答不上来，家人不必忧虑。这只是一种检查，和给老人做 CT 或抽血一样。

缪先生的"三等公民"说

| 生活状态

　　2017年下半年，上海电视台"人间世"栏目组进驻我所在的上海市精神卫生中心。他们打算拍摄一部有关阿尔茨海默病的新闻纪录片，每天在院里拍摄和采访我们的门诊患者、住院患者。这些敬业的年轻人从他们的视角记录下了阿尔茨海默病患者未完全被我们看到的一面。

　　那天，导演杨依频给我们看样片。样片里，我们病房的一位住院老人缪先生在书写，写自己的生活或住院经历。其中有几句话写道："你是'三等公民'吗？你每天睁眼就是等早饭，接下来呆坐等中饭，之后又无所事事等晚饭后睡觉，你就是'三等公民'了……当你成为了'三等公民'，说明你老了！"

◇

　　看这个视频的医生和护士们不由笑出了声。我也不由感叹：老先生是多么幽默和睿智！患者入院后，医疗上常常关

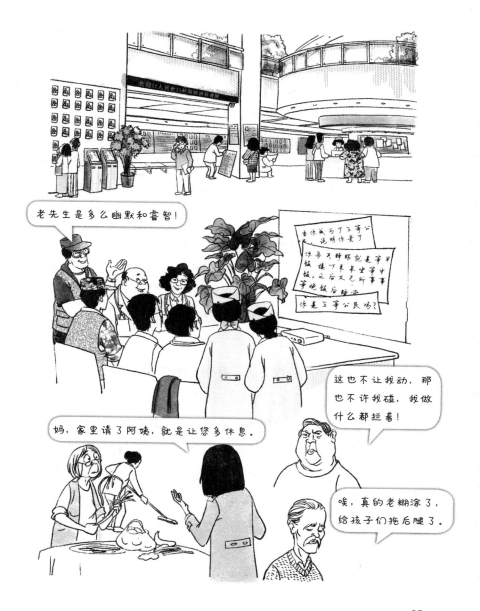

注的是患者的疾病与"不能",专注于从哪些方面改善他们的疾病指标,替代他们的"不能"。在压力巨大、节奏紧张的临床工作中,医护人员对患者尚有的能力是忽视的,患者的幽默只有在电视编导的镜头里才被医护人员看到。

从另一方面来说,病房的医疗职能也只能这样做,让患者的身体健康和安全有保证。一些家属见医院的病房能承担这些职能,家庭压力大大减轻,就希望老人一直住在医院里。这样的需求非常不合理,且不说极大地浪费了医疗资源,在疾病缓解期还不能返家,老人不能恢复自己在家庭、社会的功能,不能重新联系上自己的朋友恢复人际交往,安全是安全了,但就此成为了"三等公民"。

还有家人说:"老年人本来就不需要他做什么了,老了以后也没有什么朋友了。"

这个说法乍一听没毛病,有些子女请了家政阿姨伺候老人的三餐和起居,让老人过上"衣来伸手、饭来张口"的日子。为促进老人健康,也会陪着老人散步。这样的情况下,邻里朋友都会觉得子女已经做得非常周到、孝顺了。但仔细想想,比较一下缪老先生"三等公民"的说法,我们就会发现,这样的做法其实是默认老人是丧失功能的、被照顾的群体,子女或家人配合了社会的认识与看法,让老人成为"三等公民"。

老人自己愿意成为"三等公民"吗?也许大部分家庭觉得自然而然,觉得没什么,并没有进一步思考过。"三等公民"

还有一层含义，就是老人不再有自主与决策的权利，他们的意愿被看成不重要的，别人会来帮他做一切的决定。

◇

那么，老了真的注定要成为"三等公民"吗？并不是！看多少90岁高龄的老人，他们还在照顾自己的配偶，或探访亲友，或参加活动。即便是认知障碍的老人，在疾病轻度的时候，他们只要少量的支持，就能很好地照顾自己。澳大利亚的凯特·斯沃弗（Kate Swaffer）女士，患阿尔茨海默病10年尚能演讲，从自身角度和经历呼吁大家不要低估患者的能力，倡导社会帮助认知障碍患者维持独立，反对给予患者"退场处方"——即要求患者放弃努力，从社会与家庭中退出职能。

"三等公民"一定是老人吗？其实也不是。当一个人丧失自己的追求和乐趣，不再为社会或家庭付出，同时丧失自主性与独立性，无论在什么年龄，都是缪先生所说的"三等公民"。

成为"三等公民"的代价是让家庭陷入绝望，放弃努力！世上多一名"三等公民"，社会与家庭负担就添一份沉重！我们不应让老人成为"三等公民"，借用斯沃弗的话语——对老年人，对认知障碍患者，让我们协助他们，有能力拒绝"退场处方"。

1. 医院对住院患者重点关注的是其疾病的控制与安全，不适合老人社会功能的恢复。

2. 协助老人与认知障碍患者维持自主性与独立性，不仅减轻家庭与社会负担，也让老人生活更有尊严。

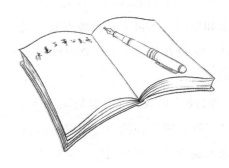

诊断与鉴别篇

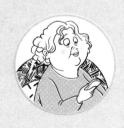

真痴呆和假痴呆

| 老年抑郁症

我在老年科治疗的主要人群是患有认知症的老年人，我在工作中认识了许多同道。有些和我一样是医生，比如神经内科记忆门诊的医生；还有一些不是医生，也不在医院工作，甚至不属于卫生系统，但他们为老人提供照护服务，他们是养老院和为老服务的社区照护机构的工作人员。

"老弱病残"归民政管，"老"字放在最前面。不少老年人的问题归属民政系统下的养老院或非政府组织（NGO）管理并组织服务人员。民政系统和卫生系统在我国分属两大体系，相关专业人员接受的培训与考核标准也不相通。举个例子，从属于医疗系统、跟随诊断标准走的医生，多称认知症为"痴呆"或具体诊断为"阿尔茨海默病"；但在民政系统里，很长一段时间称其为"失智症"。

◇

认知症是老年人最常见的疾病之一。据统计，65岁以

帮我记住这世界

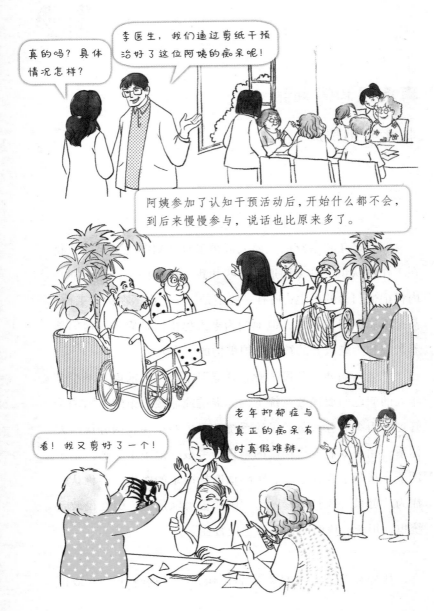

上老人患有认知症的占到 5% 以上。但其早期识别却是困难的，特别需要专业医疗的判断。因此，不少初涉认知症领域的养老院与 NGO 组织会遇上无法进行早期诊断的问题。

有一次，一位在社区以剪纸或贴画形式开展认知症干预的机构负责人高兴地告诉我，有位阿姨，平时生活由钟点工与家人照顾，成天卧床，不会与人交流，参加了他们的认知症干预活动后，从开始很被动，什么都不会，到慢慢参与，卧床减少，最后每天要求参加剪纸活动，脸上时常露出笑容，说话也比原来多了。

"我们的剪纸干预治好了这位阿姨的痴呆呢！"

看到他这么高兴，我有些不忍，但还是问了："这位阿姨被诊断过痴呆吗？"

"她成天不肯出门，没有办法去医院检查啊！"

"那她也可能只是抑郁呀。"我冲口而出。

要知道，老年抑郁症的患病率也颇高，大约达到老年人群的 5% 左右，而且不少表现和痴呆相似，比如不能从事家务、缺乏兴趣、不愿意与人交流等。医学上也称老年抑郁症为"假性痴呆"，与真正的痴呆患者有时真假难辨。

不少开展公共卫生干预的社区研究不时宣称他们的干预"对部分老人非常有效，使其认知功能大幅提高"，这可能是没有进行专业医疗的诊断与鉴别诊断，把假性痴呆的老人当成了真正的痴呆患者。

即使在我工作的老年科团队，是对认知症与老年抑郁症非常专长的专科医师队伍，对少部分患者也很难完全区分出抑郁还是痴呆。我们曾把其中一个诊断困难的病例写进专业领域的报道里，文章的题目就叫《难治性抑郁还是痴呆》。其诊断只能在更长时间的观察和跟踪治疗后，才有可能最终予以明确。

老年抑郁症与阿尔茨海默病的转归有很大的不同。有些会自发缓解，还有些因周围环境影响发生的抑郁（比如伴侣去世），在积极支持下，能够逐渐好转。因此，任何针对认知症的干预，如果说到疗效，就一定要有专业的诊断与评估才有说服力。

1. 痴呆的诊断专业性强，须交由专业医生来判断和明确。

2. 医生通过了解患者病史、评估、血液检查与头颅影像学检查等方法进行诊断与鉴别。

竟然是梅毒性痴呆

| 麻痹性痴呆

这天，门诊来了一位从四川赶来的安心女士。

她带父亲来就诊。"我爸才62岁，就患上了痴呆。我想看看是不是可以治疗。我不想放弃。我在网上搜的，知道上海你们医院一直治这个病。""所有亲朋好友都说我傻，说痴呆了在哪都没有办法治的，去上海干什么？""我在上海一个人都不认识，花钱费力。我把儿子丢在家里，带我爸摸到了上海。"

言语之间，安心红了眼圈。"爸爸得病了，不理解，也不配合。带他过来看病，很累。"

◇

可怜天下孝女心。我仔细地设定了检查方案，希望能尽早、尽快地为她父亲确诊，制订治疗方案。

先是血液检查，检查可能的躯体问题和排除中毒、感染、营养等引起痴呆的可能性；再安排做头颅磁共振检查，做详

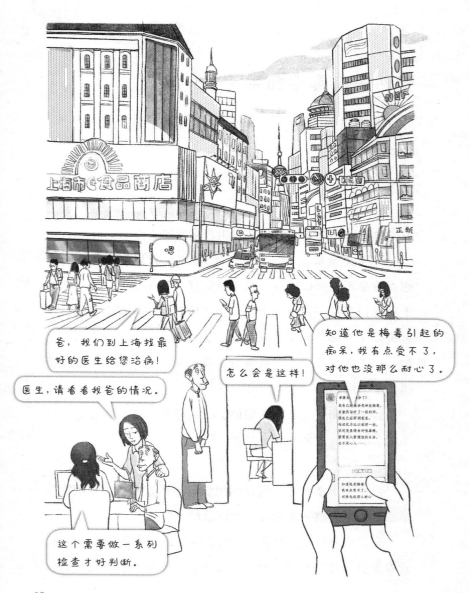

细的认知评估；后续根据需要，再考虑做遗传检测与脑**脊液**检测。

没想到，在第五天左右的时候，安心父亲的血液检查结果出来了——其他指标都正常，但梅毒筛查呈阳性。再比较患者的认知评估结果，患者的认知损害以注意力损害最明显，执行能力也就是按计划完成工作的能力也较突出地受损。

我和安心就这个结果谈话："你爸爸很可能是梅毒性痴呆。"

◇

安心感到震惊："怎么会？梅毒是性病呀，他都 60 多岁了。"

我解释道："梅毒筛查结果阳性，再加上痴呆或者是其他精神行为改变，说明梅毒螺旋体这个病毒微生物已经侵犯到了大脑。医学上称为神经梅毒，有痴呆症状的也叫麻痹性痴呆。""通常从感染了梅毒到神经梅毒，要经历 15—20 年的过程。因此，并不是目前感染的结果，而是在你父亲年轻时感染了梅毒，却没有规范治疗的结果。"

安心的眼神中充满困惑："那接下来怎么办？"

◇

"你父亲还缺最后的确诊环节。需要去皮肤性病专科做腰穿，抽取脑脊液。如果脑脊液也显示了梅毒感染，就可以确诊是神经梅毒了，他的记忆损害和行为表现异常就是神经梅毒引起的。"我回答。

看见安心想哭的样子，我不由安慰道："从治疗上看，神经梅毒比阿尔茨海默病还好一些，可以用青霉素等抗生素做驱梅治疗，有时效果还不错。而且，你回重庆到皮肤性病专门的医院治疗，都是一样的方案的。"有一句话我想说却咽下去了，那就是神经梅毒治疗对不少人只有部分效果，或者经过几次驱梅后，疗效越来越差。

安心闻言，急忙说："那我带我爸回重庆治疗。"

◇

过了一个月，安心发微信过来："我爸已确诊神经梅毒。在重庆治疗了一段时间，现在已回到家里。他的记忆力比以前好一些，但有时还是会很暴躁，需要家人管理他的生活，也不关心人……"

过了半晌，她又发过来一句："知道他是梅毒引起痴呆，我有点接受不了，对他也没那么有耐心了。"

我默然，只心里叹息一声。

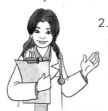

1. 麻痹性痴呆，是神经梅毒的一种表现形式，往往是感染了梅毒后，慢慢侵犯到神经系统，10—20 年才起病。

2. 麻痹性痴呆的治疗最主要是采用抗生素驱梅治疗，部分症状可能发生逆转。

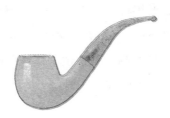

眼神不好也是认知障碍吗

｜ 后皮层萎缩

第一次看到陆阿姨的时候，她安安静静地坐在椅子上换鞋子。她把穿错脚的鞋子换过来，但不知怎么还是错了。她有些困惑，抬起头望着我。

陆阿姨有一头几乎全黑的头发，干干净净的打扮，说话细声细气的。来探视的家属们对这位"年轻"的新病人很好奇，因为我们病房是老年科，几乎看不到 60 岁以下的住院患者。更奇怪的是，才 58 岁的陆阿姨不会穿鞋子，她总分不清哪只是左脚，哪只是右脚。见这位"怪怪"的患者第一眼，就给我抛过来一个大大的问号。

◇

陆阿姨是当地服装厂的一名普通工人。服装厂不景气，她 52 岁时就早早办了退休。退休后的生活闲散舒适，无非是买买菜、做做家务，有空去跳跳广场舞。老伴还在做保安，独生女儿还没结婚，整日忙自己的工作。

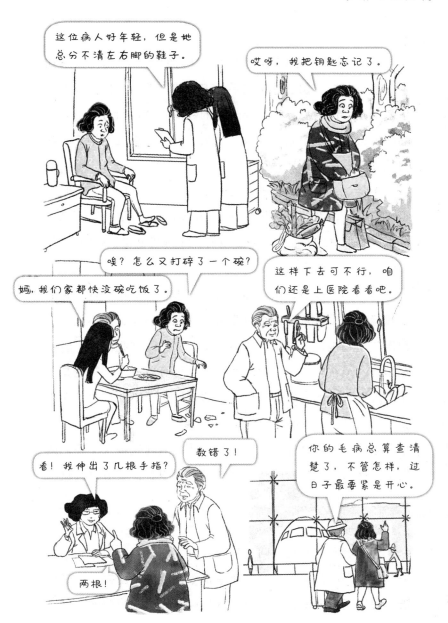

过了 55 岁，陆阿姨渐渐觉得自己的记忆力是一日不如一日了。眼镜、钥匙总是随手放下就找不着，老伴交代的小事情也是前说后忘，没少挨老伴的数落。就这么过了一年，陆阿姨又出了一个新"花头"，眼睛看什么都有点糊涂。陆阿姨寻思着，是不是老花了？

老伴说："去看看呗，说不定该和我一样配付老花眼镜了。"于是，老两口手拉手去了趟眼防所。查了一圈下来，医生说都挺好的，连白内障也没有。陆阿姨也就放心回家了，心里窃喜："还不老，还不老。"

然而回来以后，眼睛却一天比一天糟。老伴发现，她老是眯缝着眼睛看东西。更夸张的是，她连插座也插不上了。动作越来越慢，手脚也开始不协调。穿鞋子常犯糊涂，看着左脚鞋，伸右脚，出个门可费劲了。再有，放个杯子老是放在桌边上，一不小心就摔碎了。这半年来，不知打碎了多少餐具，家里都快没碗吃饭啦！

老伴心想着这样下去可不行，就把陆阿姨带来了我们的老年记忆门诊。门诊医师检查觉得诊断犯难，为慎重起见，收入老年科住院。

◇

入院后我们发现陆阿姨不会区分左右，对于"左手举起来""右手放在桌子上"等简单指令，她满脸困顿，总是做错。我们还发现她看东西只能看到局部，明明我们伸出三个指头给她辨认，她眼睁睁地看着，却说"两个手指"。我们又拿了张图给陆阿姨看，图上有两只老虎、五只羊和三个人。可陆阿姨拿着图左看右看，很肯定地说："有一只老虎，一个人！"

◇

直到陆阿姨的头颅磁共振结果出来，大脑皮层脑萎缩，脑枕部的位置与顶部位置最明显。再联系陆阿姨的种种奇怪表现，真相大白。陆阿姨得的这种病全称叫大脑后部皮层萎缩（PCA），是认知障碍的一种视觉变异类型，主要的早期表现就是视觉障碍。这种病多在50—65岁起病，因为起病年龄轻，又以视觉障碍为表现，导致此病早期常常被误诊，患者往往就诊于眼科而耽误诊治。由于PCA的主要早期表现为视空间和视知觉异常、失读、失认、视觉性共济失调等等，反而痴呆常见的记忆、语言等功能在早期往往相对保留，因此得不到家人的足够重视。

陆阿姨的病终于搞清楚了，但家里的气氛没有变得更轻松。老伴说，趁她脑子还清楚，腿脚还好，带她出去旅游，看看祖国大好山水。病就让它去吧，也担心不过来，日子总要一天一天过。

老伴背着陆阿姨让她做了基因检测，没告诉女儿，怕她有心理负担。好在结果也没查出什么特别的遗传基因，老伴心里的那块石头也就放下了。

1. 出现不能区分左右、看东西距离感判断出偏差、只看到局部这些问题，如果眼睛检查没有问题，即使记忆问题不突出，也要考虑是否患上了认知症。

2. 后皮层萎缩和阿尔茨海默病一样，是退行性疾病，但通常起病年龄较轻，通过核磁共振检查可以与其他类型认知障碍区分、鉴别。

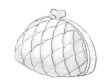

希拉里与血管性痴呆

| 血管性痴呆

2016年那场美国大选，堪比好莱坞大片。各种出乎意料，各种跌宕起伏，声势浩大，连我这远在地球另一端的老年精神科医师也难逃清静。

这场大选的特别之处在于，希拉里和特朗普都是70岁的老人，为了总统职位进行着激烈的对抗。有人贴出两位老人针锋相对的图，说："当你看到70岁以上的两位老人，为了一份工作而吵成这样，还有什么理由不努力呢？"实在很励志。

◇

然而，毕竟是老年，他俩的健康也不可避免地被拿来作为筹码或武器。这不，"希拉里最多只能活一年？！医生曝光惊天材料"的消息在英美报纸很快上了头条。原来，《快报》声称："通过脑部扫描、病历记录、视频等，确定希拉里的病情是晚期血管性痴呆，并且活不过18个月了。"

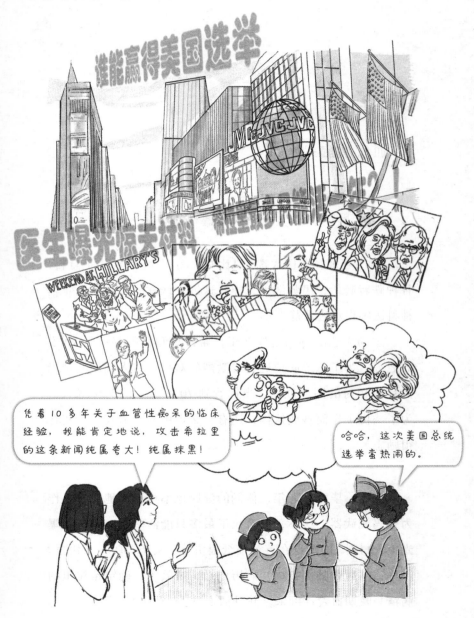

作为一名专业医师，看到自己常给患者下的诊断"血管性痴呆"这个词，不免有点兴奋，看完一遍后忍不住再看一遍。看完后不禁在心底由衷惊叹："英美发达国家的民众对痴呆的认识和了解，并没有好过我国人民，医学和疾病这么容易被利用、行骗！"

◇

凭着10多年关于血管性痴呆的临床经验，我能肯定地说，攻击希拉里的这条新闻纯属夸大！纯属抹黑！

基于网络上公布的资料，至少有以下几点不合理：

首先，晚期血管性痴呆的诊断不合理。血管性痴呆到了晚期，通常是指生活功能已基本丧失，包括自行吃饭、如厕、换衣服。不仅如此，患者基本无法进行语言交流。而希拉里口齿清晰，理解准确，表达无误，和晚期血管性痴呆根本不沾边。

第二，说希拉里的寿命活不过一年或过不了18个月，毫无根据。文中说"血管性痴呆，一经确认，只有3—5年寿命"也是主观臆想。血管性痴呆的治疗关键在于控制血压、血糖或心脏病等基础疾病，去除引起再次脑梗或脑缺血的因素，通常患者可以获得较长时间的稳定期，也就是平台期。血管性痴呆的寿命，和这些脑血管病风险因素的控制息息相关，只要不再次发生脑梗或其他难以控制的躯体情况，通常寿命期限难以预判。甚至是到了上面说的接近植物人状态的血管性痴呆晚期阶段，只要医疗护理到位，寿命再有个三年或五年的，也不是难事。何来"希拉里快要死了"这一妄断。

第三，在美国个人疾病是隐私，和私有财产一样不可侵犯。那位违背基本医德的医生在美国难道不打算再从医了？或者，这位医生根本就不存在，只是政治争权下一个凭空捏造的谎言？希拉里有过公众场合咳嗽甚至摔倒史，这是事实。她可能患有某些疾病，但无法因此得出"晚期血管性痴呆""快死了"的结论。

◇

也许有人要问，希拉里没有晚期痴呆，也不至于两年内死亡，那么她是否和血管性痴呆毫无关联？

这个倒不能肯定，需要有希拉里完整的病史与客观检查资料，业内医疗讨论才可能作出这个诊断。而如前所述，真正入席讨论其病情的医生万万不可以泄漏其分毫信息。因此，除非希拉里本人授权，这个问题无法获得答案。

至于媒体发布的希拉里有公众场合摔倒、一过性类似抽搐的表现，可能——请注意只是推测，希拉里可能有脑部受损。至于，究竟是脑血管病、帕金森病还是其他，没有人能妄下论断。

1. 血管性痴呆（vascular dementia）也叫多发脑梗死痴呆，指脑血管疾病后发生了认知损害，两者在出现时间上的关联性是诊断的重要依据。和阿尔茨海默病一样常见，两者常常共存。

2. 血管性痴呆的患者要注意控制高血压、吸烟、糖尿病、心脑血管病等风险因素，若控制得当，患者的认知能力可以长时间保持相对稳定，这和阿尔茨海默病缓慢但顽固的进展病程不同。

你敢做痴呆风险检测吗

| 基因检测

这几天，认知症家属的微信群里特别热闹。大家很着急地提问，很热烈地争论，而且观点迥然不同。

是什么引发了这么激烈的讨论？原来，芳的母亲患了阿尔茨海默病，医院让芳也做了基因检查。芳有点担心，感觉有压力。母亲患病已经让自己非常难过，这个基因检测让她担心起自己的将来，甚至自己孩子的将来。

于是，群里炸开了锅。有的人也做过基因检测，表达了同样的关心。也有的人询问是不是自己也需要做这个检查。

认知症优质照护的创办人洪立女士特别关心家属。她体会到芳的忧虑，觉得芳就没必要去检查。"虽然有些基因带上了一定会遗传，但发生率很低的！"洪立女士说得没错，那是指已知的基因，叫早老蛋白1基因、早老蛋白2基因，或者 APP 突变基因。一旦检出，患病的概率几乎是100%，而且通常60岁之前就会起病。

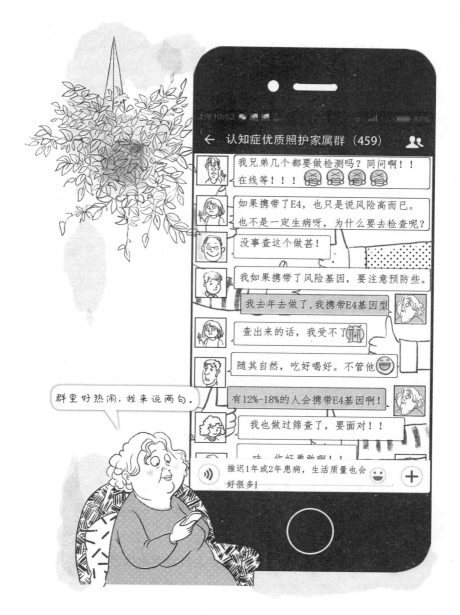

"但是晚发性阿尔茨海默病的基因，当前只有 ApoE 基因，如果携带了 E4，也只是说风险高而已。也不是一定生病呀，为什么要去检查呢？"洪立女士说得依然正确，对于 65 岁以后患病的阿尔茨海默病，我们医学上叫晚发性。研究发现，ApoE 的基因型可以区分患病的风险性。比如有 12%—18% 的人会携带 E4 基因型，这些人患阿尔茨海默病的风险就比其他基因型（E2、E3 型）的高出 4—6 倍，发病年龄会提前。但不是携带了 E4 基因型就一定会患病，也不能准确地预测发病年龄，有的人一直好好地活到 90 岁也不患痴呆。而携带了 E2、E3 基因型的也不一定不患病，只是风险低一些。

◇

尽管如此，群里讨论还是很热烈。有人觉得知道一下，对自己的未来比较清醒也挺好："也不是一定发生，我如果携带了风险基因，我就更注意预防些。"但也有人激烈反对："知道了也没有办法治疗呀，那是不是以后的日子都得担惊受怕啊？！"

我在群内潜水，未发一言。这个议题要达到意见一致，太难了！

◇

我在给医师、学生、养老行业人员或者家属等不同群体的人讲课时，曾经问过同样的问题："现在并没有能治愈痴呆的方法，但可以提前 20 年让你知道你患病的风险。你愿意检测吗？"

举手的人大约有一半。

我再问："如果检测可能有点小损伤，比如要腰椎穿刺，但当然不是很了不起的损伤，你愿意吗？"

举手的人剩下不到三分之一。

我再问："如果检测要花比较昂贵的价钱？你愿意吗？"

举手的人剩下不到十分之一。

◇

在当前，认知障碍早期诊断的技术取得了让人惊叹的成果。采用基因、大脑老年斑块成像、脑脊液检测蛋白等方式，可能有 80% 左右的准确率能预测 50 岁左右的人将来会患痴呆的概率。目前这些检测还比较昂贵，而且获取脑脊液是需要先腰椎穿刺，有一定的损伤。

因为早期干预危险人群是目前被证实有效的方法。所以这些检测，一定程度上还是有意义的。哪怕推迟了 1 年或 2 年患病，我们的生活质量也会好很多啊。

而且科学家与临床学家还在努力探索，怎样用更价优更无损伤的方法开展检测。比如某生物科技公司开发了血液检测的技术，可以检测血液中很微量的阿尔茨海默病的致病蛋白，从而预测人们将来发生该病的风险性，但目前这个技术还不算很成熟。

可以预见的是，在不久的将来，认知障碍的早期检测会越来越简便，早期风险的控制方法也会越来越具体化。但是，治愈该病的药物还是很难开发出来。

那么，您愿意检测自己将来患痴呆的风险性吗？

1. 大部分认知障碍（包括阿尔茨海默病）的基因检测只能预测将来患痴呆的风险程度，少于5% 的认知障碍人群携带基因突变，可能会遗传给子女。

2. 阿尔茨海默病等认知障碍的早期检测技术进展迅速，早期预防的方式也已被证实有一定效果。

专业干预篇

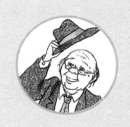

养老院里唱起《红梅赞》

｜ 艺术治疗

近些年来，一些养老机构开始关注认知障碍的老人，努力给这些老人提供更专业的照护服务。

上海的佰仁堂是比较早开始关注认知症的一家机构，在其连锁的养老院里建立了"失智专区"，给失智的老人提供专门的照护服务。我所在的老年精神科有收治失智老人的住院病房，是失智老人疾病诊断与各种疑难杂症诊治处理的急性病房。急性诊疗与慢性的照护，刚好有互相补充的作用。很自然地，我们两个机构之间开始合作：失智老人需要医疗时，转入到我们老年病房；如果急性症状好转，老人需要长期稳定的照护、家人无法承担照护任务时，就转入到佰仁堂麾下的养老院。在美国、澳大利亚、日本等国家，我见到的专业医院与养老院也都采用了这种合作模式。

这些需要长期照顾的老人，医疗上虽然不需要医师每天查房，但仍不时有些医疗问题需要处理。从全病程视角来看，

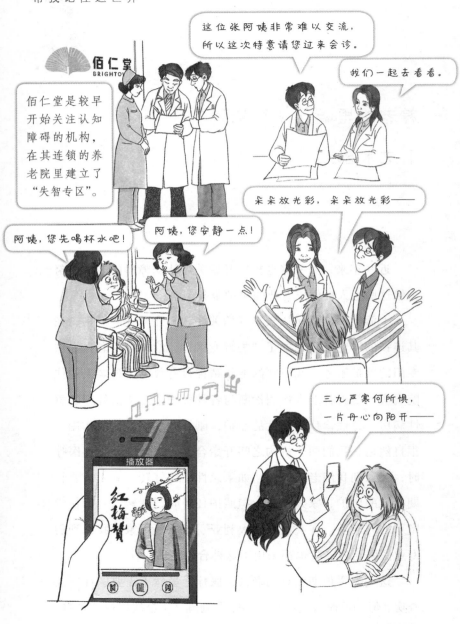

佰仁堂是较早开始关注认知障碍的机构，在其连锁的养老院里建立了"失智专区"。

这位张阿姨非常难以交流，所以这次特意请您过来会诊。

我们一起去看看。

朵朵放光彩，朵朵放光彩——

阿姨，您先喝杯水吧！

阿姨，您安静一点！

三九严寒何所惧，一片丹心向阳开——

播放器

红梅赞

这些老人是需要专业医师定期调整治疗方案或处理突发情况的。而老年人来医院就诊不是那么方便，佰仁堂的照护团队会发出会诊要求，让我们老年科医师前去会诊。

◇

这天，我去会诊的是 72 岁的张阿姨。

佰仁堂的史医生汇报病史说，老太太记忆逐渐衰退有 5 年。入院前评估时，史医生见到张阿姨开心地唱着歌曲，总体评估下来还是可以住养老院的。没想到并未了解到患者的全部情况，老人在家已经出现有时打人、摔东西的情况。这不，入住养老院一个星期了，老人大声说话或大叫，难以交流，整个失智区的人都能够被她叫醒。她不能照顾自己的生活，给她喂饭、清理、扶她走路，都会遭到她的激烈违抗与新一轮的大声喊叫。

有时，张阿姨会高声地唱歌，唱《红梅赞》。这时候的她，会显得很高兴。但即便这样，护工上前和她交流也十分困难，请她声音放低，是完全不可能的。

说话间，我俩进了张阿姨的房间。看见她坐在椅子上，腰间有约束带，避免她起身或摔倒。只见老人家正很烦躁地拍着双手，速度很快，表情愠怒，不时发出喊叫。

护工走上前："医生来了，张阿姨，医生来看您啦！"老太太依然在拍手，只"啊啊"叫了一句，也不看我们。

"老人家，你好。"我走到老太太面前。老太太依然不看人。

"她就是这样，完全不理睬，真的非常难护理。"护工无奈地说。

◇

我注意到老人拍手拍得很有节律，我问史医生："你刚才说张阿姨喜欢音乐是吗？"

"嗯，算喜欢音乐吧。她以前是一位工人，家人说她喜欢越剧。在这儿没听她唱越剧，只听她唱过《红梅赞》，也几乎只能唱前面两句，后面的歌词就跟不上了。她进院以后就没有和我们有什么对话，她不能理解我们说的话。"史医生摇摇头说。

"那，我们来唱唱《红梅赞》吧！"我提议。

"红梅花儿开，朵朵放光彩……"史医生和我唱了两句，看着老人的表情，有点唱不下去了。

"那，我们用手机百度《红梅赞》，试试。"我说。

我百度到了这首歌曲，清亮悦耳的歌声一瞬间响彻房间，周围一下安静了下来。

这时，我们发现老人家拍手的节奏慢了下来，渐渐地跟上了歌曲的节奏，愠怒的表情也慢慢放松下来。

"你叫什么名字呀？"我在音乐声中问老人。

"我叫张子英。"老人开口说话了。

"你有哪里不舒服呢？"我问道。

老人摇摇头，表示没有什么不舒服的。

这时，歌曲播放完了，老人又快速地拍起手来，再问她什么又不回答了。

◇

我把歌曲播放设置成单曲循环模式，老人拍手的节奏再次慢了下来。我把声音调低，在《红梅赞》的歌声中，完成了这次查房工作。老人语言的表达和理解的确都严重受损，她能回答的问题有限，但在整个问询过程中，她已经在尽可能地回答我们的问题了。并且，到了最后，她不再拍手，安宁地坐在椅子上，面色平静。

"原来音乐能让老人安静下来。早知道，我们就没这么辛苦了。"护工与史医生都感叹起来。

音乐的作用有时是很让人惊叹的，音乐治疗在许多研究中显示了对认知障碍的老人的干预效果。但也有研究得到不同的结果，认为音乐的干预作用有限。我认为，音乐的干预效果是因人而异的。我常常觉得，认知障碍的老人就像回归到孩提时期。就算是孩子，也是有的喜欢音乐，有的喜欢运动，有的喜欢看书。就算喜欢音乐的孩子，也是有的喜欢柔和抒情的，有的喜欢摇滚豪放的，有着很大的不同。

我们开始试着在张阿姨耳边唱歌，但唱得不动听、不悦耳，她也不理睬我们。感谢互联网和智能机时代，手机循环播放《红梅赞》，终于触动到老太太而让她放松下来。因此，干预前要找到触动认知症老人的线索与信息，再试用不同的方式，这些都需要专业素质与耐心。

1. 中度以上认知障碍的老人，对语言的理解与表达会有困难，对部分老人能采用音乐等艺术方式开展干预。

2. 艺术治疗的选择或干预方式因人而异，需要细节化、个体化。

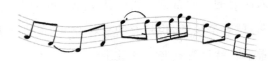

一年后再次见到周老伯

| 药物干预

前面说到那位先抑郁再痴呆的周老伯在记忆门诊中被诊断为"轻度认知障碍（遗忘型与脑血管型混合）"，由于他有高风险，我们为他预约了专门的时间进行了更完善的评估与检查，加入到我们的脑健康队列中，以便定期了解情况。

做完长达45分钟的全套认知评估，结果基本和之前是一样的。周老伯的情景记忆受损，同时执行功能与注意力轻度受损。他的基因检查没有发现特殊的基因突变，未携带阿尔茨海默病的风险基因型E4，他是E3/3型。

◇

在医生讨论会上，考虑到周老伯的高学历背景，我们一致认为他在当前就需要干预和治疗。为周老伯制订的方案定下来了：经过周老伯与他家人的同意，给予周老伯处方了促认知药物卡巴拉汀，逐渐增加剂量，合并服用改善脑血管代谢的药物银杏叶胶囊。

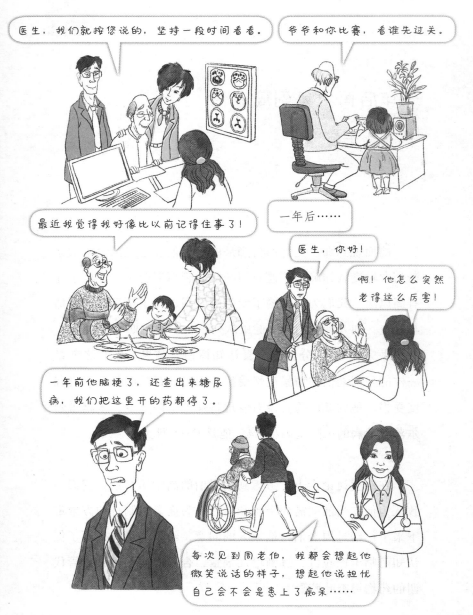

　　针对他高血压和头颅磁共振显示缺血灶的情况，我们告诉周老伯和他的家人一定要保持和控制血压稳定。如果血压不稳定，过低或过高，造成脑梗或脑出血，周老伯的认知能力会明显下一个台阶。而且，根据我们的临床研究结果，ApoE E3/3 型尽管是最常见的类型，但糖尿病的发生率似乎会更高些。平素体检要增加糖耐量或糖化血红蛋白的检查。

◇

　　"平时生活要注意点什么？"周老伯的儿子问。

　　"这要根据您父亲的个人情况而定。我记得他说过喜欢练习毛笔字和看书，你们可以从这些方面着手，每天规律练字，买他爱看的书，和他一起阅读。"

　　"饮食上呢？吃些什么对他有帮助？"这回是周老伯的女儿询问。

　　"从总体研究结果看，多吃鱼类食物、每天一捧核桃、地中海饮食等可能对这个疾病有一些预防作用。但也不要太勉强，目前阶段他的营养状况是不错的。"

◇

　　治疗三个月后，周老伯来复诊。他告诉我们说，"我觉得我的脑子好像比以前记得住了！""我现在也不担心了，平时练字、看书，还做做孙女的数学题，玩玩电脑。"他的女儿说他记性仍然较差，有时前讲后忘，但家人都已经理解了，并不去强调让他纠正。周老伯情绪是稳定的，在家中饶有兴趣地练习平板电脑上的游戏。

　　就这样，周老伯每三个月来门诊一次，随访了 15 个月，一切似乎都还不错。后期的时候，周老伯甚至可以做到独自来门诊了。他觉得自己还不错，我们给他的评估也没有明显的变化。

◇

　　但是，后来周老伯却没有再出现，直到一年之后。

　　当周老伯的子女再次带他来时，我不由地暗暗心惊。这次，周老伯是坐着轮椅来的。他还认得我，但是他的表达已经很不流利了，嘴角也有点歪斜。

　　"他后来挺好的，我们就在其他医生那里帮他配配药。一年前他脑梗了，我们送他去了医院。住院的时候诊断他有糖尿病，吃了降糖药。他的药太多了，所以这儿的药物都停下来了，卡巴拉汀与抗抑郁药都没有吃。""后来，脑梗比以前恢复些了。出院后我们发现他的记忆明显差了，尤其这一年恶化得很快。""而且睡眠也不安宁，夜晚显得糊涂，总是会叫人，要起床，说要去学校上课。"

　　给周老伯再次评估的结果也让人难过，他的 MMSE 评分从三年前最开始时的 28 分，直降到现在的 15 分。他已经分不清日期与时间，注意力集中更为困难了，简单的三步指令只完成了两步。

　　如果只是有阿尔茨海默病，按每年下降 2 分左右计，周老伯至少应该也有个 20 分左右。是什么造成了周老伯病情的急速下降？最主要是他的脑血管病。

脑血管病的突然发生，往往使认知损害更快速地恶化了。特别是周老伯这一年来被发现同时有了糖尿病，这也是认知损害的风险因素，血糖不稳引起大脑营养供给不良。脑梗的发生，造成了脑区成小片状的供血不足或中断，对他本来已经退化的大脑功能简直就是雪上加霜啊。

◇

还有一点，我们在临床中观察到，学历水平高的认知障碍患者出现临床可检知的认知损害后，会发展更快。打个比方，老人的智力像是个蓄水池。学历高的人，水池的水比较多。患病开始的时候，就算水池里水变少了，但看起来还不差，显现不出来。一旦过了警戒线，原来很高的蓄水量锐减到了疾病的水平线。这时，大脑的损害就已经非常严重了，看起来下降得更快。

还有一点，已有临床证据表明认知障碍患者忽然停下促认知药，部分人会加速恶化。若重新恢复服药，有时并不能够完全恢复到从前的水平。这个现象我们在临床上也会观察到。但周老伯有脑梗的因素，停药和脑梗是否形成了恶化的叠加，尚无法明确。

◇

我们在随后的治疗方案中，停了抗抑郁药，采用小剂量开始、逐渐加量的方式重新处方了卡巴拉汀。这次的剂量要求尽可能加到足量每天 9—12 毫克，另外合并了另一种促认知药美金刚，从 5 毫克加起 6 周后逐渐加到足量 20 毫克 / 天。

关于他的睡眠不宁，我们增加了很小剂量的镇静药。后来，在他的睡眠有所好转后的一月内，慢慢停掉了镇静药。

我们再次和家人商谈，要保证周老伯的血压和血糖稳定，防止再次脑梗。并且关照子女，目前已经不能让周老伯独自在家了，居家安全需要考虑进来。他的营养也需要配合高血压、糖尿病等合并的问题进行调整。

◇

周老伯的子女很认真地执行了我们的医嘱与要求，规律带周老伯来记忆门诊。周老伯后来变得比较安宁，但不再有能力料理自已的个人生活，忙碌的子女无奈把他送到了养老院，经过了一段时间的适应周老伯慢慢地适应了养老院的环境。

每次门诊，见到周老伯，我都会想起他独自来到门诊微笑说话的样子，想起他说担忧自己会不会是患上了痴呆……

1. 阿尔茨海默病的促认知药物目前有两种，胆碱酯酶抑制剂（包括卡巴拉汀、多奈哌齐、加兰他敏、石杉碱甲）和 NMDA 受体拮抗剂（美金刚）。通常需要长时间服用。抗抑郁药与镇静类药是在"不得不用"的情况下才处方，在患者的精神行为症状减轻或消失时，要适当减少或撤除。

2. 有脑血管病相关风险因素的认知障碍老人，控制血压、血糖，防止脑梗是非常重要的。

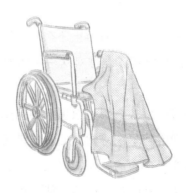

里根都没治好你指望啥

| 保持生活质量

有人说，里根的伟大之处不仅是他做美国总统时的优异表现，还有他推动了整个世界对阿尔茨海默病的关注。这句话里颇多正确的成分。1994年，里根宣布自己患上阿尔茨海默病。之后，不仅美国，全世界的许多国家愈发重视这一老年期的常见疾病，投入巨额的研发经费，希望能够攻克这一疾病。

尽管药物研发到目前为止还在屡战屡败里轮回，但里根的患病，确凿地推动了全球对这一疾病的关注和重视。

◇

我在临床中也常会用里根患病的例子帮助患者和他们的家人更好地理解阿尔茨海默病，希望借美国前总统之尊贵，减少人们对这一疾病的歧视。但是，我发现不少人在知晓了里根与阿尔茨海默病后，虽然也能借用这个例子传达知识给其他人，却完全不是和我一样，而是另有他们的说法。

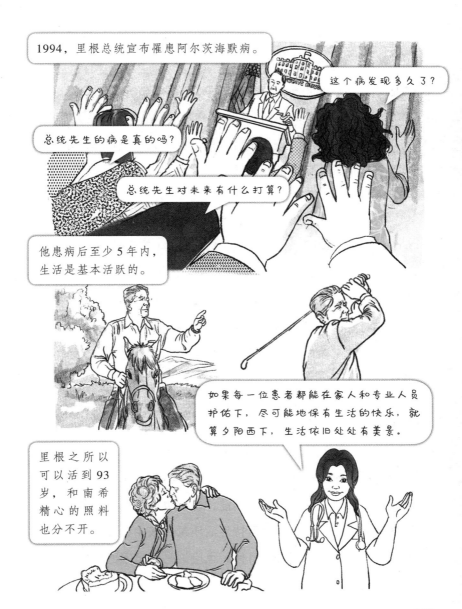

他们"聪明"地说："里根都没治好，你还指望啥？"

不得不叹气啊！这样的说法如此果断肯定，不动声色地推掉了自己身上的责任和困难，还要阻止那些提供帮助的人，一把将患病的人推向绝望，任由疾病肆虐。在这句听上去"正确无比"的话背后，我们来看一些事实，关于里根与阿尔茨海默病的全貌（参考维基百科）。

◇

首先，里根是美国第二长寿的总统。他宣布自己患病是在 1994 年，那年他 83 岁，去世时是 2004 年，时年 93 岁。也就是说，就算患上了阿尔茨海默病，他依然是可以长寿的。在这段漫长的时间里，里根应该是获得了好的医疗护理和专业照顾，并不是"反正看不好"任由疾病发展。如果我们患上阿尔茨海默病的家人，都能如此长寿，那么我们真的是没有什么遗憾了呢。

其二，里根患病后至少 5 年内，他的生活是基本活跃的。他常常去散步，打高尔夫，去自己的办公室。一直到 2001 年他意外骨折后，那时他已 90 岁，他开始减少公开露面。也就是说，在患病的 10 年里，至少是前 6—7 年里，他的生活质量保持得还是不错的。当前，我们也许阻止不了阿尔茨海默病的疾病进程，但是保持生活质量，减少并发症与意外发生，是专业医疗的努力目标，也应该是病患家庭可努力的目标。

其三，里根当年的诊断多数是医生靠临床症状做出判断，当时算是比较及时的了。而实际上，他在 1992 年或 1993 年前后就已经出现了重复说同样的话的情况，直到 1994 年宣布自己患病。这些年来，阿尔茨海默病的发现可以做到更早、更及时，而越早干预，患者停留在有生活质量的、相对独立的时期里就会更久一些。这是当前可以实现的目标，假若照搬 10 多年前的"没办法的了"，不了解这种疾病医治的新进展，也必定不能做到与时俱进。

◇

因此，我作为一名专业医师，特别期待大家善待认知障碍的患者，不要以"没有办法的了"一推了之。如果每一位患病老人都能在家人和专业人员护佑下，活到 90 多岁，都尽可能地保有生活的快乐，"患病后，我继续做着我一贯做的事情……"，就算已是夕阳西下，生活依旧处处有美景，不是吗？

1. 阿尔茨海默病虽尚不可治愈，却并非不需要专业诊疗与照护。

2. 尽量保持患者的独立性与生活质量，减少并发症，在任何时候都可以作为阿尔茨海默病的治疗工作目标，并为之不懈努力。

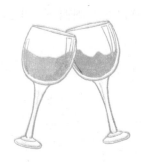

彦老最后的尊严

｜ 尊重患者意愿

在我的病房，少部分患者由于各种原因反复住院。我看到他们日渐衰退的过程，他们的亲属和我也特别熟悉。

这些亲属，绝大部分很爱护患者，一有问题就会着急、紧张，甚至会害怕接到医院打来的电话。而认知症老人却大都已经不认识这些替他们着急、紧张的亲人了。

我一直以为认知症老人日常表现出来的淡漠，或许可以多少让亲属置身度外些，淡然些。事实却并非如此。这些认知障碍的老人所有失去的忧虑情绪，似乎全转移到了照顾他们的亲属身上。亲属的忧虑，成了双份的，甚或是层层叠叠着沉重不堪了。

◇

彦老先生处于认知症的终末期，已经不再会说话，四肢也僵硬蜷缩，无法进食而常年带着鼻饲管。最近一个月来，他反复肺部感染，发热。这三天发热不退，并引发了心功能

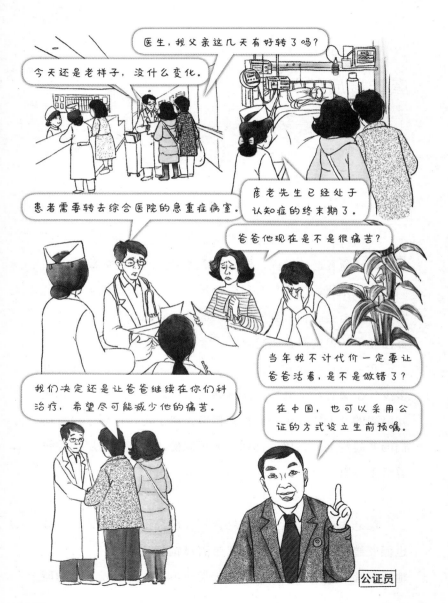

衰竭。夜晚，也皱紧眉头，呼吸急促，心率时快时慢不规则。他的生命危在旦夕。

按老年科的处理流程，在病区的小会议室，我们和彦老的儿子、女儿做全视角的开放式家庭访谈，主题是彦老的下一步治疗方案。彦老的一子一女到场了，床位医师苏医生简单回顾了彦老先生的诊断与他所有的疾病，说明了当前他的感染与心功能衰竭，提出以老年科的条件无法很好地控制这些躯体问题，需要转去综合医院的急重症病室（ICU）。

子女表情凝重，沉默了许久。最后，儿子开口了："五年前，他有次意外走失了。三天后找回来时，身体功能都衰竭了，也是送到了ICU。经过两个星期的抢救，终于救了回来。那以后怕他一个人又出状况，就反复送到你们这里住院。"他犹豫了一会儿，继续说，"那时，了解我爸爸情况的朋友甚至是熟悉的医生，都问我一个问题说你爸爸确定要抢救吗？就算救回来，他还是继续日夜颠倒，乱走，生活质量很差的。我当时没有犹豫过。好不容易找到了爸爸，不计代价我一定要让他活着。""可是这么多年，我越来越怀疑自己当初的决定。"儿子声音低了下去。

我理解彦老儿子的想法。彦老先生送去急重症病室，需要气管插管等积极有创治疗，可能延长他的寿命1—2年。但由于他的认知障碍十分严重，完全恢复几乎不可能，生活质量更是无法恢复如初。

◇

"他这样活着，是不是很痛苦？"女儿问。

"我不知道是否痛苦，彦老先生他不能表达。到了这个阶段，有一种可能就是他感受疼痛的能力也有减退。但这几天，看他呼吸艰难，显得很不安宁，不得不说他还是难受的。"我说。

"平时我们来看他，虽然他什么也不会说，但见到我们还是显得更配合些。我觉得他心里知道一点。"女儿接着说道，"我不知道怎么做这个决定，要是我爸爸他会自己决定就好了。"

"爸爸要是能说，哪还有这些事情？"儿子觉得自己姐姐的话没有意义，接着转向我们，"如果我们继续在这儿治疗，会发生什么？"

"我们这儿就按现有的条件，最坏的情况当然是你们的父亲可能会很快去世。当然我们也不会做气管插管，避免其他插管或有创治疗。"

"看起来在你们这里，爸爸的痛苦还少一点。"女儿小声说。

子女还是难以作出决定。

"你们能够回忆一下，以你父亲的个性与习惯，他这种情况下会怎样选择？"我提出问题。

"我记得 10 多年前，家里有位亲戚中风躺在床上，生活由别人照顾。我父亲那时看望后回到家里说，如果他这样活着，还不如死了呢！"儿子说。女儿也接口说道："是呀，爸爸那么要强，他要是知道自己目前这样子，肯定要从床上蹦起来。"

我追问："如果是你们自己，要作出选择，你们会是怎样的？"

"我自己，肯定不愿意去抢救的，可能在你们这里住院也不会同意。"儿子说。

"我也不要。什么都不能自主，不能表达，也太痛苦了，活着没一点尊严啊。"女儿也说。

◇

最后，子女决定下来，让彦老继续在我们科治疗，希望尽可能减少他的痛苦。子女买了营养奶粉等物品，期待彦老的营养状态好一点，抵抗力好一点。彦老的情况还是一点点地变得更差，三个月后离世。

他的子女、亲戚在那段时间里陆续过来看望彦老先生，最后一个来的是他的孙儿，是彦老打小一直带到大的。他从美国赶回来到医院看望后的第二天，彦老面色平静地离开人世。

彦老临终时，女儿在身旁。她含着泪水，对医护人员说："好像爸爸在等着，他在意的、所有的家里人都来过了，再离开……"

"谢谢医生！这样离开，对爸爸也许是最好的方式。"随后赶到的儿子说。

◇

我还是在心里叹息，在认知障碍患者的最后时期，患者、家人、医护人员都不知道由谁以及作出怎样的决定才是最好的。

认知障碍让许多人恐惧，恐惧的正是患病后无法自主生活和尊严的丧失。刚起病时，像回到鲁莽轻率的青少年期，情绪不稳定，心情易起伏，话语冲动无遮拦，对自己没有信心，做事有时不计后果，因此逐渐不再承担社会与家庭责任。

再往回走是儿童期。需要他人的看护，生活需要督促与料理，不能独立在家或外出太久，所思所想较局限于以自我为中心，与他人尚能交流，但已然显出幼稚与茫然。

接下去则与人交流更趋简单，不知社会规则与家庭责任的存在，不会随季节选择衣服，洗脸、吃饭、如厕等基本的个人生活需要他人更多地照顾与帮助，否则无法完成，外出则无法回家，就像是回到了懵懂无知的幼儿期，正如彦老先生走失的五年前。

再继续往回走，就到了婴儿期。走路日渐蹒跚，容易摔倒，到不再能行走、终日卧床。语言渐趋简单，不认识朋友或亲戚，直到只对少数每日在旁的照料者有简单回应。需要喂食，个人清洁完全依靠他人。

　　最后走回到初生婴儿期。就像彦老先生的临终前一年，不语不动也不认识任何人，翻身与抬头的能力也丧失，最终归返自然，生命轮回。

　　这些严重失智老人最后的尊严交给谁，由谁来作出决定，怎样对待他的身体与财产，有多大程度的愿意去接受那些有创的医学治疗……

　　在一次民办非营利机构——上海尽美长者服务中心——组织的咖啡吧活动中，我认识了李辰阳公证员，他谈到了一个"生前预嘱（living will）"的概念。不同于遗嘱是处理死后相关事物，生前预嘱是指在健康或意识清楚时签署的，说明在不可治愈的伤病末期或临终时要或不要哪种医疗护理的指示文件。在中国，可以采用公证的方式设立生前预嘱。

　　2017年，作家琼瑶的一封公开信引发热议。琼瑶在公开信里说"要预约自己的美好告别"，担心子女由于爱她而阻碍她"自然的死亡"。当下，生前预嘱的建立与执行任重道远，期待全社会都能尊重认知症患者，维护他们生命最后的尊严。

1. 认知障碍终末期，患者无法自己进行决定。亲属代替其作决定时会很困难，甚至引起矛盾。

2. 在认知障碍早期或者临床前期，做好生前预嘱并委托执行，不失为一个可操作的好方法。

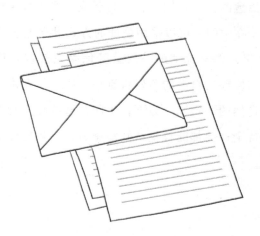

味芳和树锋的故事

| 全病程管理

记录片《我只认识你》讲上海一对老夫妻的故事，真实记录目前阿尔茨海默病在上海诊治的现状。片中的味芳是一位退休的高级教师，丈夫树锋是一位喜欢戏剧的知识分子，他们的子女远在国外。这对有文化、注重生活品质的老夫妻相互照顾，生活宁静而幸福。在味芳81岁时，一次外出走失被警察送回，丈夫树锋开始意识到她可能患上了痴呆，并带她到神经内科和我们老年科就诊，确诊为阿尔茨海默病。

这是阿尔茨海默病最常见的就诊之路：在老人记忆力变差时，家人并不会立即觉察，会误认为是"老了，记忆总归不好的"。直到老人走失或行为改变时，家人才开始感到不对，开始到医院就诊。而出现迷路走失的老人，通常疾病已经过了轻度的时期，进展到了中度以上的程度。所以，阿尔茨海默病患者往往就诊太迟。

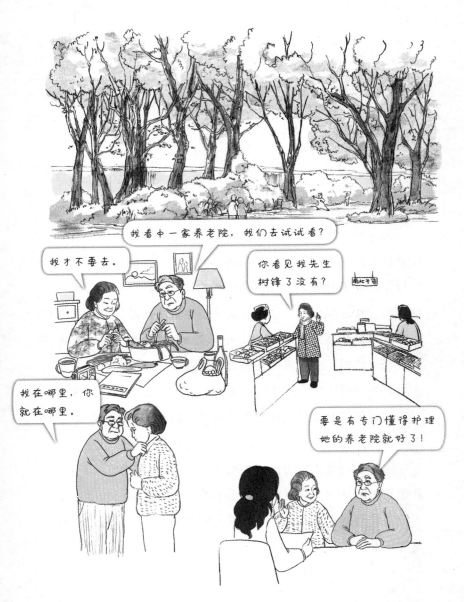

◇

从那以后，味芳与树锋的生活被打乱了。味芳对树锋变得越来越依赖，片刻不让离开。树锋只要离开半小时，味芳就心神不宁地到处寻找："人到哪儿去了，到哪儿去了？"树锋老先生也怕妻子再次走失，不敢走开半步。

老先生虽然累，凡事都要他自己做，走哪都得带着味芳，但总算还太平。直到有一天，树锋自己生病了。医生要求他住院治疗，这让老先生犯难了。他住院了，妻子怎么办？

这就是家庭照料的局限所在，阿尔茨海默病的照护工作全部由家人承担是不现实的。记得当时树锋老人来门诊问我，我建议在他住院期间让味芳暂时住进我的病房或者找一家养老院安置一段时间。老先生有点割舍不下，怕味芳住院不适应，也怕在医院或养老院找不到他会吵闹。

左右为难之际，老先生的检查结果出来了。只是肺部炎症，不需要住院，这件事就此搁下。但心细的树锋老人开始思考养老院的事情，毕竟自己已年迈，万一再有什么事情，需要有所准备。树锋找了街道，找了很多人，经过不少曲折，也更换过养老院，最后夫妻俩一起住进了一家公办的养老院。

◇

有时，树锋会带味芳来门诊。他还是一副疲倦的样子，味芳还是依赖他的照顾，但总算有些生活上的事情，比如洗衣、清洁与饮食，可以交给养老院来做了。老先生知道这家养老院并不是专门护理认知症老人的。"要是有专门懂得护理她的养老院就好了！"他说。

是啊，要是有专门护理认知症老人的养老院或护理院就好了！认知症通常有个漫长的疾病过程，从全病程角度来看，认知症老人完全由家庭照顾是很困难的，接受专业医师的指导也是很不够的。在家庭难以照顾的状态下，极少数医院的病房（比如上海市精神卫生中心）能接手医疗一段时间，但医院以安全护理与医疗为本，并不适合长程照顾。目前上海有一些日间看护中心、养老院或者护理院，但大都不是专门护理认知症老人的，因此难以提供专业的照护服务。

好在这些年随着国家的重视与投入增加，不少民政系统的组织从开始为社区健康老人或非认知损害老人服务，逐渐顾及到照护认知症老人的领域。一些养老院已经开设出"失智专区"，引进国外的模式，努力与医院专业人员合作。期望在不久的将来，会有医疗界的专业医师与民政系统下的专业照护人员联手合作，为味芳与树锋一样情况的老人们搭建起专业护航之路。

1. 认知症的病程约 8—15 年，患者如果得到早期干预与恰当的照顾，从确诊到去世，病程甚至可以超过 20 年。在这个过程中患者的认知能力往往逐步恶化，但是保持患者的安宁与有尊严，是可以通过专业人员与家庭共同努力实现的。

2. 家庭与专业人员都需要有认知障碍全病程管理的观念与视角。在认知障碍的不同时期，轻度、中度、重度、生命终末期，所需的专业人员配比是不同的，期望中国能建立起专业医师指导下的全病程管理模式。

潇的绝处逢生

｜ 康复治疗

五个月前，潇被救护车送到我们老年科病房。她才55岁，阿尔茨海默病已然非常严重，基本不会说完整的话语，无法独立行走，生活完全依靠他人料理。更麻烦的是，潇情绪很不稳定。她不时地尖叫，抗拒任何人靠近，而这也是她被从他院转来的原因。她喊叫时不但无法进行治疗和护理，而且也影响到了周围的病友。

"养老院、医院都试过了，都不行，我们走投无路了。"潇的亲友们说。

◇

潇的治疗与护理确实困难。入院后的检查发现她还患有肺部感染，给她输液时，她不能理解，非常害怕，惊恐地尖声大叫。整个病房充斥着她大叫的声音，尖锐地、不停歇地持续，有时长达几十分钟，询问她什么也完全得不到回应。

病房里医师、护士、护工们开会数次讨论方案，与其亲

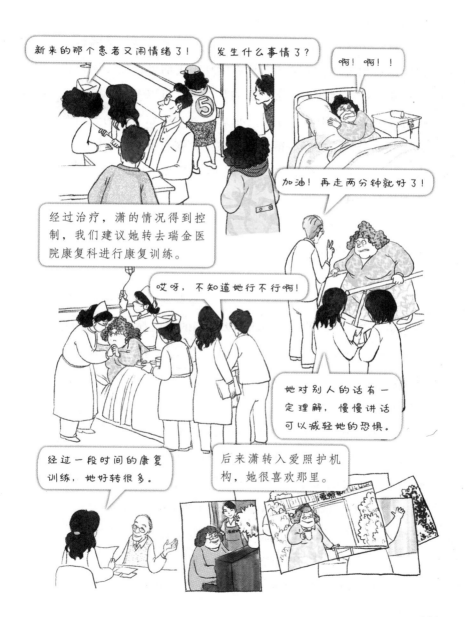

友们进行访谈，逐渐发现了规律：潇虽然表达语句很困难，但能部分理解别人的话语，所以治疗护理前可以放慢语句和她说明。如果她处于非常紧张的状态下，可以等她平静时再进行。另外，潇对有些亲友有依恋情感。比如当她的老同学弥生来的时候，她就显得平静，甚至会露出笑容。有时，潇大叫除了因为她害怕紧张，还因为她有诉求，比如想要喝水，或者想要上厕所……

在这些理解的基础上，经过一段时间的治疗，潇尖叫的时候少了，感染也得以控制。我们稍松了一口气。

◇

我们面临的第二个问题是潇的运动问题。她一年来几乎不行走，自行走路的能力越来越差，腿的肌肉都有些萎缩了，走路时颤颤巍巍，需要两个人架住。不做任何锻炼的她体重从 60 多公斤飙升到了 90 公斤，两个人把她扶起来都非常吃力，更不要说做些康复运动了。

我建议把潇转去瑞金医院康复科。和潇的亲友商谈，他们有点迟疑。之前潇被送去过康复科，但她认知障碍这么严重，他们去过的康复科没有办法开展工作。我还是建议潇去试试，我知道瑞金医院康复科对行动困难的患者富有经验，也愿意尝试为认知障碍的患者进行康复治疗。

在我的坚持下，潇被转入到瑞金医院康复科。

过了一周，康复科的顾琳医生找我说潇的康复治疗难以进行，主要是她显得很害怕，完全不能去到康复室。尝试在她床边做康复治疗她也很抗拒，大叫不止。

"有点束手无策，一筹莫展。"顾医生说。

我想了想，建议说："再试试！潇对别人的话有一定的理解，在做康复前，用慢些的语速和她解释或示范一下，可以减轻她的恐惧。""另外，我记得弥生在的时候，潇的情绪安宁些。让弥生陪伴着她去康复室，也会有帮助。"

就这样，在医护人员和弥生的鼓励下，潇开始了康复之旅，以运动康复与经颅磁刺激治疗为主。到了第三个周末，她已经能每天去康复室了，能在一个人搀扶下走路，体重也开始减轻。潇在向好的方向发展。

"都说阿尔茨海默病只会越来越差，没想到潇还能有进步啊！太让我们惊奇了！"来探访的亲友们都这么说。的确，潇是患了严重的阿尔茨海默病。也许，她的记忆、说话等认知能力还是很难恢复，但她的恐惧和紧张是可以消除、控制的。用心康复的情况下，她的生活能力也能够获得一定的好转。

经历了第二个、第三个康复疗程，潇一次比一次好转。她基本上不紧张了，脸上时常有笑容，已经能够自己走几步路。在获得了每一个进步之后，潇对自己似乎也更有信心了。

弥生来到医院，给我看了一张相片。相片里，潇拿着杯子，满脸灿烂的笑容。弥生说："潇已经很久不会自己端杯子了。

昨天，我们鼓励她尝试。开始时，她伸向杯子的手很犹豫，甚至微微发抖。她缩回手两次，后来终于伸出手拿住了水杯，并且抬了起来。那一刹，她脸上的表情非常灿烂、非常美，被我拍下来了。"

情绪好转后，潇的表达也好了很多，说的词汇多了起来，甚至偶尔说了短句"要问医生"。她的亲友们又惊又喜，简直觉得以前那个聪明能干的潇快要回来了。

当然地，我打消了亲友们过高的期望。潇的好转，是之前错误照护的纠正，是她仍存有的能力的回复。但她的大脑萎缩已经十分明显，完全恢复的可能性目前看是不存在的。

◇

第三个问题来了！潇的精神科治疗、康复治疗都告完成，均获得不错的进步，她接下来的长期护理该交给谁呢？居家和在医院都不合理，养老院若只是简单管理她的生活起居，也难以让潇有好的生活质量。

恰好上海爱照护养老服务有限公司的丁勇董事长邀请我去参观他的照护机构，我发现爱照护机构的环境温馨，设施设备先进，其康复设备可以让潇继续治疗。更重要的是，这家机构践行的是认知症照护"以人为本"的基本理念。丁董介绍说："让被照护者有尊严、有能力，就是要保存他每一项功能，而不是替代他做事、取消他的能力。"

这不正是潇需要的照护机构嘛！我联络了潇的亲友与爱

照护机构，经过仔细的评估和详细的商谈，潇转入了爱照护机构。这不，爱照护机构的吴丽丽经理与弥生都发来了相片，说潇第一天就喜欢上了这里。相片上潇在钢琴旁、康复设备旁边，笑得很开心……

1. 即使是严重的阿尔茨海默病，也有一定的可逆因素，比如精神行为症状可以获得很好的控制，比如部分生活能力能在耐心的康复训练下保持或好转。

2. 阿尔茨海默病的治疗与护理，涉及多个专业团队，比如老年精神科、影像科、康复科、营养科，专业的"以人为本"的治疗护理理念需要多个专业团队携手才能实现。

破老头你是谁

| 认知训练

在 73 岁的周老先生家里，找不到任何照见自己的东西。镜子用报纸糊了个严实，客厅的大液晶电视也被一块台布盖住。

原来，如果周老先生在镜子里发现了自己：这个头发花白、眼神涣散、皮肤松弛的老头，他会惊慌，抓住手边可及的任何物品砸向镜子，并大喊："破老头，破老头，你是谁？！滚出去！！"家里一片狼籍，只为赶走镜中的那个他自己。

◇

周老先生的生活主要是老伴王阿姨照顾。每天王阿姨给他喂饭、喂药、换纸尿裤、清理秽物。繁琐细碎的日常照护，让王阿姨白发丛生。周老先生时常很暴躁，诅咒骂人、拒绝清洗或进食，瘦弱的王阿姨泪水连连：丈夫曾是大家庭的决策者，是自己的保护伞，现在却像个任性、暴怒的孩子。

王阿姨带着周老先生来我们的老年记忆门诊。病史上看，

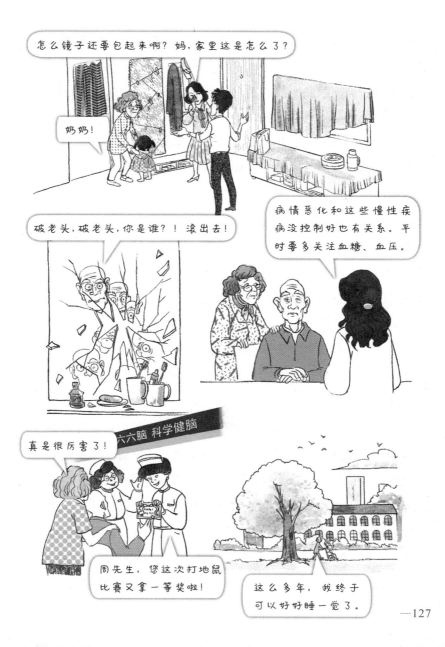

周老先生不仅是记忆有障碍，同时他还有高血压、糖尿病、冠心病、慢性胰腺炎和慢性肾功能不全。经过评估与检查，他被诊断为阿尔茨海默病混合型。也就是说，高血压、糖尿病、冠心病这些脑血管病的基础疾病造成了周老先生的大脑发生了较多的脑片状、点状的梗塞灶，这些脑血管病与他的阿尔茨海默病一起，甚至还有他的慢性肾功能不全等身体疾病，时快时慢地破坏了老先生的认知能力与生活能力。

而让周老先生病情恶化加速，甚至暴躁的原因，与这些慢性疾病没有良好控制有很大关系。因此，门诊除了开出卡巴拉汀等促认知药外，还让王阿姨多关注周老先生的身体变化，血糖、血压不可过低也不可过高，并及时到相应专科门诊。

◇

老先生的爆脾气有所缓和后，"六六脑"的工作人员和我们一起，在社区服务中心开始了他的认知训练干预，王阿姨陪着。刚开始的时候并不顺利，周老先生很抗拒，不愿意接受训练，一拿起平板电脑就打瞌睡，有时做不对就对老伴发脾气。我们仔细评估了他的认知领域，根据周老先生的情况调整了认知训练难易度，遭遇挫折时让王阿姨耐心鼓励"还差一点啦，就快好了！"如此坚持或有一点点进步就立即奖励。比如，老先生在"打地鼠"这一节进步很快，甚至超过了王阿姨，我们大家就一起给他鼓掌，表扬，给他颁发小奖状。

逐渐地，周老先生每天的训练成为了习惯，每次都欣然开始而且认真做好每一个模块的练习。就这样过了八个月，我们发现周老先生和家人的交流多了，脾气好了，晚上睡眠也安静了。甚至，他恢复了看报纸的习惯，看完后还会把报纸叠得整整齐齐，每天下午由王阿姨推到室外玩玩。王阿姨也轻松了很多，她对我们说："这么多年了，我终于可以好好睡一个踏实觉了。"

1. 阿尔茨海默病的患者有不少合并了脑血管问题，这类患者的情绪更易波动，认知能力有时会阶梯性明显下降。除了药物治疗、控制高血压糖尿病等因素，找到合适患者的认知训练与非药物干预方案也非常重要。

2. 认知障碍患者开始时对康复或认知训练会拒绝和反对，造成进展困难。在恰当的评估基础上，采用针对性、个性化的方案，并给与积极鼓励，让患者逐渐从接受到习惯。坚持一段时间，不仅可以在认知能力上帮助患者，对稳定其情绪、促进生活规律、减轻照护压力上也有助益。

专家护师珍妮

| 个性化照护

在英美等国家，对认知症老人实施诊疗和护理的专业团队建立得比较成熟。除了老年精神科医师、神经内科医师与全科医师负责医疗外，还有很好的照护专业团队提供较完善的护理与照顾的工作，包括护士、护工、康复师、社工、个案管理员等。每一位专业人员，按受训程度与工作经验，和医师一样，分为不同级别。以护士为例，有专门认知症照护专业的护士，再细分级别为实习护士、生活照顾护士、护师、主管护师、专家护师和资深专家护师等。专家护师（nurse practitioner）和医师协同工作与指导，是可以给患者开处方和检查单的。

珍妮·莱恩（Janine Lane）就是这样一位专家护师。她随英国合硕养老公司（Heythorp）来到上海，开设养老院。由此，在一些专业会议中我们认识了。她说，在英国，认知症照护工作也还在发展与完善中。有些机构已经做了数十年，

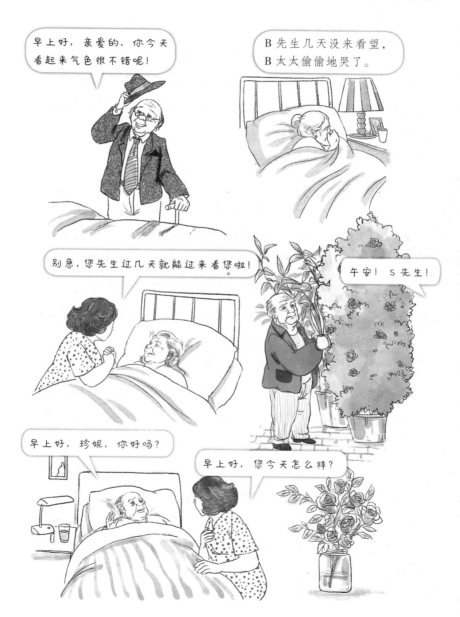

努力按"以人为本"的理念和原则为认知症老人提供良好的照顾。她讲起自己照护的两个例子，让我们感动，印象深刻。这些同行确是在践行"以人为本"的理念，实施个体化照护，对待情况严重的认知症老人也是如此。

◇

第一个故事。

B女士，一位97岁高龄的阿尔茨海默病老人。在阿尔茨海默病晚期，因为无法站立，她不得不长期卧床，也无法用言语表达自己的需要和情感。B女士的丈夫每天都会来看她。每次，当丈夫走进房间，B女士虽不能言说与表达，但听到丈夫的声音，她的眼睛会"亮起来"。丈夫在房间里来回走动时，她的眼睛会追随着他的脚步。

有一天，不幸的事发生了。B女士的丈夫病倒了，被紧急送到医院，且需要住院接受治疗，再不能每天准时地出现在她面前。护理员发现，接连着几天，一向要强的B女士哭了两次。而在这之前，大家没见她哭过。

我们意识到B女士可能在焦虑或担忧丈夫不见了的事情，于是我们认真地、清楚地向她作解释：您的丈夫患病被送往医院，他现在医院恢复得很好，很快就会回家的。我们并不是很有把握B女士能够理解，但在我们做了解释之后，她不再哭泣了，人明显地放松下来。

第二个故事。

S先生，一位83岁的绅士，患有混合型阿尔茨海默病，S先生的妻子是他的主要照护者。我每周都会去他的家里拜访，每次拜访时，我都需要重新介绍自己，包括我叫什么。S先生不太回应，偶尔会说简单的"是"或"不"。

后来他出现肺部感染，用抗生素似乎也没有用。在疾病尚轻、尚能表达自己时，他曾和妻子说好他最喜欢的、生命终结的地方，是自己的家里。因此，他没有被送去医院，而是继续在家。在最后的10天里，我增加了对S先生的访问次数。每天两次，以提供个人护理和处理与临终有关的症状，如增加的分泌物、激动和疼痛，以确保S先生平静而有尊严地离开。

在S先生去世的前一天，我像往常一样进了他的卧室。我自我介绍说："早上好，S先生，我是珍妮。您今天怎么样？"令我和S夫人震惊的事情出现了，S先生清楚地回答："早上好，珍妮，你好吗？"要知道，在那之前，他从未呼唤过我的名字。两年来，我从来没有想过S先生会记得我的名字，会说出完整的句子。

他那天的应答，和他最终平静离开人世的样子，对于我来说是无比珍贵的礼物，让我感受到自己工作的价值，而有继续为他们服务的动力。

◇

珍妮的照顾原则是尊重认知症老人，不因为患者不能表达或失去能力就忽略或敷衍。阿尔茨海默病患者，有时不能表达他们自己，这就对认知症照护者提出更高的要求，需要了解他们的过去，了解他们的爱好或特点，更仔细地观察他们所有的非语言表达（比如情绪、肢体动作），从而能理解和满足阿尔茨海默病患者的需求，照顾好这些老人。

1. 无论老人在多严重的认知症阶段，都要尊重与认可他们可能具备的理解能力，不要简单敷衍或忽视。

2. 认知障碍的老人的社交能力减弱，会没法很好地参与对话或活动。但在专业护理上，我们应该以正常方式，与老人建立联系与交流的机会。

3. 老人如果能在疾病轻度时期，表达过自己的临终期望的方式，需要认真执行。上门护理的专业人员应以减轻痛苦、维护尊严为原则开展工作。

照护篇

97 岁的高龄照护者

｜ 专业机构介入

最近这些年，在我的门诊越来越多地出现这样的场景：只两位年老的伴侣来问诊，其中一位是认知症患者，另一位是老伴。放眼当前，青壮年一代或生活在国外够不着家里老人，或工作太忙顾不上老人，空巢的家庭越来越多。家中老人若患上痴呆等需要照料的疾病，家庭照顾者只能是古稀之年的伴侣，渐成常态。作为医生，见多了也就觉得很自然了。

但那天来到我诊室的一位老年照护者，还是让我惊讶到了。他是位老先生，陪妻子来看病。妻子这五年来记忆越来越差，做不了饭菜，出门不领着就会迷路。最麻烦的是，她夜晚不睡觉，起来到处翻找东西，有时还发脾气，甚至跑出去。

◇

"我已经老了，一整晚都睡不上觉，白天还要管着她，实在吃不消。"作为医生，我深知认知症患者给家人带来的困扰与压力。特别在这个阶段，患者有行走和语言的能力，

—137

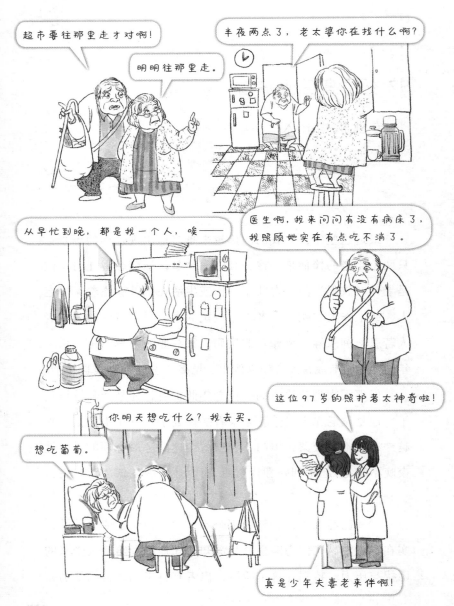

但却对环境不能判断,像三、四岁的孩子一样,不全理解道理,照护者几乎要 24 小时看护,全天候不放松,不然很容易发生意外。

"那换是谁也吃不消呢!老先生您多大岁数了?就您一个人照顾她吗?"

"我 97 岁啦!儿女有时会过来看看我们,待上两三个小时。他们也都 60 多了,自己的家里也有得忙呢!"

97 岁!我看了看老先生,虽然略显疲倦,缺乏睡眠的样子,但看起来精神不错。再看病历,他妻子的年龄 88 岁。病史还记录老太太已有两次走失,被警察送回。

"那,您需要我做什么?是要我开一些药给她吗?"我小心地问。老太太由于认知症出现的精神行为问题已伤及其自身安全,需要专业机构介入了。但是,我不确定老先生在其他医师那里诊疗后,为什么还专门来找我。

"吃药她也不听我的啊!我想让她住院一段时间。下面的护士说让我来找您,问问有没有床位。"

我不由莞尔:"好的,下周有人出院您就来办入院。她住院一个月后,肯听话服药,夜晚肯好好睡觉,您就再带她回去啊。"

老先生很高兴地道了谢。

◇

一周后,老先生如期而来,他的妻子在我的病房住院了。

那天，床位医师圆圆在详细收集了老太太的病史后，忽闪着她那双清澈的大眼睛对我说："太神奇啦！这位照护者太神奇啦！他 97 岁了，不仅自己照顾自己，还要照顾这么难护理的老太太。"

"是很神奇呢！"我看着年轻的圆圆，在心里说。古话说"少年夫妻老来伴"，这话在夫妻一方患认知症时看得更为真切。没有柔情蜜意和卿卿我我，患病的那一方，往往对自己的伴侣变得很依赖。即使已经不知道自己身边这位照顾者的身份了，会叫"爸爸""哥"或"老师"。而那位老伴，在这种依赖与需要面前开始学习，学习以前不会的家务，学习应对各种困难情境。他们最担忧的事情是"我要是生病或倒下了，她（他）怎么办？"

怎么办？我们这些医师与专业的照护队伍会努力给出答案，尽可能在糟糕的局面出现之前专业出手，护佑这些耄耋伴侣。

◇

后记：老太太住院三周后，情绪稳定了许多，夜晚也能好好入睡，老先生很开心地带着老太太回家去了。

1. 由于子女移居国外及计划生育政策等原因，照顾认知障碍患者的家庭成员常常落到了同样年长的患者配偶身上。

2. 家庭照顾往往力不从心，在认知症患者出现外走、易怒、进食困难等状况时，需要果断寻求专业帮助。在短暂的住院期间，经过专业检查与诊治，患者的行为症状多数能得到控制。

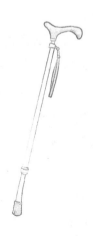

照顾他是件很好玩的事

| 理解与耐心

　　恩先生是大学教师，在很早期的时候来到我的门诊。刚过 60 岁，就被诊断为早发性阿尔茨海默病。一开始，他只是记忆不好，生活一切如常。照常去锻炼，和恩太太一起去买菜，一起做饭。恩先生儒雅，就诊时常面带微笑，事情想不起来会摸摸自己的头，不好意思地说："忘记了。"

　　恩太太也是位教师，刚获悉诊断的消息眼圈都红了。她很仔细，认真地遵照医嘱去做。比如，鼓励恩先生继续之前的爱好，养花，练字。恩先生在家练字会很不耐烦，恩太太就和他一起在家旁边的沙滩上练大字，海水一冲走又可以重新写，这让恩先生很高兴。

◇

　　恩太太定时带恩先生来门诊，每一次都认真地执行了医嘱，每一次都仔细地描述恩先生的变化。

　　这样坚持着过去了八年，恩先生的记忆还是一点点地在

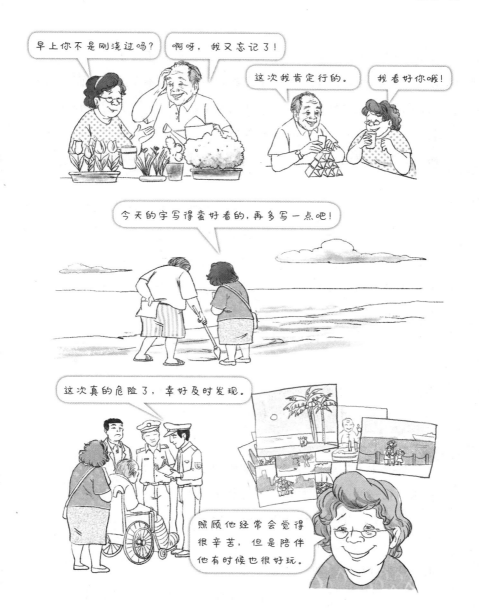

恶化。慢慢地，他不再管花草，出去写字也写不好了。有一次恩先生忽然迷路了，走上了高架。看着川流不息、疾驶而过的车辆，恩先生吓坏了。他从高架上跳了下去，右腿摔骨折了。好在被人发现，送去医院抢救，恢复后仅右腿有一点跛行，其他倒无大碍。

◇

这一切，恩太太都在门诊时说给我听。她说她当时真吓坏了，但终于恢复，还是感到万幸。恩太太说，恩先生有时在自家卫生间里待着，显得很困惑，会不知道怎样解下裤子或用手纸，由此弄脏了自己。而这时候，他会非常激动，不让人接近他。

"如果是钟点工或者儿女来帮忙，事情会更糟糕。他觉得这样很丢脸。我了解他，我会让其他人都走开，等他稍微平静一点，再和他好好地说话。只要他肯拉住我的手，他就会平静下来，帮他换洗清洁就没问题了。"

◇

恩先生患病后，对太太非常依赖，有时几分钟不见就很着急。我一度担心恩太太会因此十分困难。

"是有点累，有时也会着急、生气。"恩太太说到这里，停了一下，继续说："您知道么，李医生，其实照顾他有时也是件很好玩的事情。"

"他由于记不住，或者有些事情总是做不好，家里通常就我们两个人，我也不着急，我就慢慢说，和他一起很慢很慢地做事情。或者玩一些益智游戏，和他逗着玩，看他努力认真的样子，感觉很好玩的。"恩太太又说："您还记得去年我询问过您，问可不可以带他去旅游吗？您那时说可以。我们一家去了南亚旅游，那些时间也非常开心，留给了我们美好的回忆。"

"这么多年，我认真地按您说的去做，也了解了这个病现在没法治愈。周围邻居听说不能治好，那些人的家属就不带他们去看医生，他们都比我先生恶化得快，甚至有的已经去世了。我觉得我们家恩先生算是最好的一个了，我认为看医生是需要的，而且这些年，我们尽力对他好。他虽然生病了，但过得总体还是很好的。"

确如恩太太所说，恩先生尽管患病，患上的还是进展偏快的早发性阿尔茨海默病，但他的生活质量因家人尽最大可能的照护而保持得很不错。恩太太总说是我帮助了她，其实我也非常感谢她，她的认真与信任，以及对恩先生的耐心与爱，是多么至关重要啊！尤其是她在漫长的照护过程中，找到好玩和开心的体验，更让我感到钦佩！

1. 阿尔茨海默病的整个病程中，认知功能是逐渐恶化的。早中期时，可按患者尚有的能力尽可能地安排活动。

2. 家庭照顾者对疾病的理解、态度、方法，包括接受专业人员的指导与建议，很大程度上决定了患者的生活质量与预后。

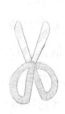

世界上真的有圣诞老人吗

| 患者视角

　　圣诞节前几天，八岁的儿子问我："圣诞老人真的会给小朋友送礼物吗？""爸爸说以前我得到的礼物是你送的，世界上没有圣诞老人。"我一边对儿子说"圣诞老人当然会送礼物的啦！"一边心里埋怨孩子的爸爸，什么事都那么较真。

　　圣诞前夜，儿子再次问我："妈妈，以前的圣诞礼物是你送的吗？"我认认真真地回答："是圣诞老人送的呢！你有什么愿望他会帮你实现的。"我心里有点打鼓，忙碌到现在我并没有准备给孩子的礼物。他若这时提出想要圣诞老人送什么礼物，我都没办法买到了。

◇

　　儿子说："我的愿望是——所有的小朋友在圣诞节的时候都快乐！"

　　我不禁松了一口气。

帮我记住这世界

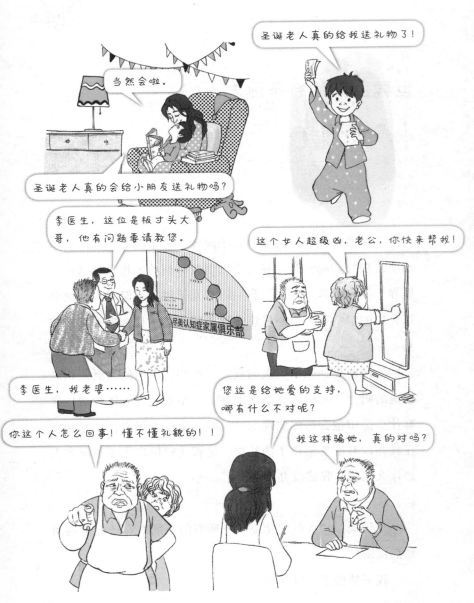

148—

第二天一早，儿子开心地喊我："妈妈！妈妈！圣诞老人真的给我礼物啦！"他拿着那份特别的礼物，一张 20 元的现钞，开心地念着"圣诞老人"给他的信："……你是积极勇敢的好孩子……"这天，儿子比平时起床更迅速，还给我冲了咖啡小心地捧给我。

◇

望着他忙活欢乐的小小身影，我想起了在尽美长者服务中心参加认知症家庭聚会的那次谈话。那位板寸头大哥，60多岁了，照顾着患了阿尔茨海默病的妻子。

他说："我太太到了后来，不认识镜子里的自己。时常对着镜子，和镜子里的人说话。说着说着常常还觉得说不过镜子里的人，就生气，跑过来让我评理，说镜子里的那个人骂了她。"

板寸头大哥怎么办呢？他说："我心里很难过，知道她糊涂，连自己也不认识。但我会隐藏自己的伤心，假装真有这样的一个人，和她说，'是谁呀这么无礼！你去旁边休息，我这就去骂她！'并且真的起身到门口，冲外面凶两句。"

"我这样做让她感觉我在支持她，但我知道，这是在骗她。"

沉默了一阵，他问我："我这样骗她，真的对吗？"

◇

现在我望着儿子，看看诚实的孩子爸爸，我是否也要问自己："我这样骗他，真的对吗？"作为父母，在年幼孩子的童年里安排了一位有千里眼、坐极速雪橇的圣诞老人，会在深夜蹑手蹑脚地放下一份新年的礼物，希望给孩子爱，借助神话和童话的力量。同样，为了让渐渐走回孩童期的认知症亲人更快乐、更安全，感受到爱与护佑一直都在，这样的期待，这样的隐瞒和假装，哪有什么不对呢？

1. 认知障碍患者由于大脑功能的退化，就像孩子大脑逐渐发育成熟的反向过程，在逐渐失去自主性的过程中逐渐地特别孩子气。

2. 给认知障碍患者讲正确的道理，就像和一岁的幼童讲尊严、要控制小便，没有道理可讲，讲了也没有用。给无助的认知障碍患者安全感与保护，有时需要从患者的视角出发，不过多纠正。

一次由葱油饼引发的"出逃"

| 困难与挑战

2017 年春节前那天，我的病房里炸开了锅。出大事了！初步诊断为阿尔茨海默病、入院才一天的吉叔不见了，出逃了！

老年病房是封闭式的，住院的老人在一个楼面活动。外出要经过两道锁着的门，门钥匙只有工作人员才有。吉叔怎么能够通过两道紧锁的门而出去的呢，太奇怪了！我们紧急查看监控录像。原来在医院会客的时间段，那两道门都是打开的，门口安排有护士和助理做登记。"出逃"的吉叔换上了自己的衣服，很从容地和门口的护士打了招呼表示要出去。年轻的护士夜休刚回，没见过吉叔，以为是前来探视的患者家属，就这么放他出了门。

◇

丽护士长急得大冬天汗也要滴下来，从来没有发生过这样的事啊！一位阿尔茨海默病的老人，怎么会乔装成家属出

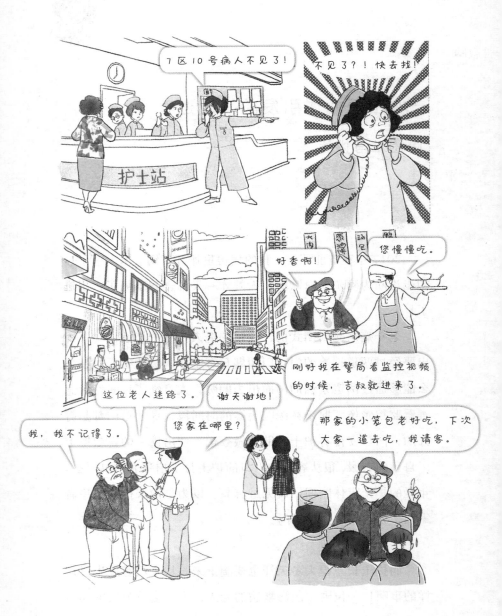

去呢？他这一出门要是迷路，要是不知道避让汽车，有个三长二短，那可怎么办？

医院大门口的监控也显示吉叔不紧不慢地走出了医院。看时间，离吉叔出外快30分钟了。医师和护士们赶紧分头行动，按各个方向寻找吉叔的下落。

吉叔的家人也赶到了医院。他们说吉叔平时只在家里小区范围内活动，知道家里地址，但很久没有独自出门了。这个情况，让病房里气氛愈发紧张起来。每个人都在焦急地等消息，时间越久，老人越难找到。

◇

大约过了40分钟，丽护士长的电话响起来了，电话里传来护士小珏又哭又笑的声音："吉叔找到了！我找到他了！"

"太好了！你一个人能带吉叔回来吗？"丽护士长很兴奋，又不由担心地问。

"带得回，带得回，他也在找我们！"小珏在电话中激动地说。

医师和护士们都大大松了一口气，觉得小珏这姑娘可能高兴得语无伦次了，吉叔费尽心思逃出去，怎么又会在找我们呢。

◇

不多久，吉叔跟随着小珏进了病房。倒是不假，吉叔很愿意回到病房。面对大家又是高兴又是嗔怪的询问，吉叔呐呐地说："我去买葱油饼了。"

什么？买葱油饼？经过详细地问询和参与人的见证，事实的原本经过被描画了出来：吉叔在探视的时间，见到有其他亲属带来了吃的，而自己家人还没来。他忽然觉得很想吃葱油饼，他想想自己口袋没有钱，就找邻近的病友借了20元钱，又觉得自己要换个衣服出门才合适，就自己换下了病员服外套。穿戴完毕，就这么向门口护士说了一声便出去了。

出门后，吉叔沿着街道走啊走，没有发现卖葱油饼的，但看见了卖包子的店。他走了进去，买了两个包子，坐在店里吃完了，自己觉得还挺满意，就准备回医院。走出店门，吉叔发现自己不知道怎么回去了。他没去询问别人，因为他不知道我们医院叫什么或是什么病房。吉叔知道家里的地址，他打算回家里去，可是回家他也不知道怎么乘车。这时吉叔开始问人，大约他一脸茫然的样子使得有位路人觉得他不对劲，就把吉叔带到了附近的派出所（感谢这位路人！）。在派出所里，小珏正在调看道路监控录像，听到了吉叔的声音，转身一把就抱住了吉叔。而吉叔，也像看见了亲人，激动得哭了起来。

◇

从门诊赶过来的我，不由感叹，这真是一次由葱油饼引发的"出逃"。我联想到2016年夏天我做的一期电视节目，着重说明阿尔茨海默病的护理在中间阶段最为困难。为什么这么说？因为在疾病很轻的时候，患者只是有些记忆差，可能处理不了复杂事情，但外出或日常生活影响不太大，这时候给家庭带来的困扰不多（也因此很少在此时就医）。在疾病最重的时候，患者已丧失大部分语言，不太能提要求，更没有能力计划一场外出，行走能力受到影响而卧床。这时候的照护大部分是身体清洁或生活起居的照顾，稍有培训的护工或家属都能完成。但长达 5—10 年的中间阶段，意味着患者能走、能动、能提要求，但能力下降。这些要求有时不切实际，并且难以独立靠他自己实现。照顾者不仅要管其生活起居，还要应对患者的众多要求，或其盲目行动的后果，很考验照顾者各方面的能力。

就像吉叔。他有要求，也有一定的生活能力，比如换衣外出、借钱、购买包子。但他并不能理解入院后自己不应该独自出外，在寻找葱油饼的过程中他没有能力记住要返回的路线，也没有能力回到家里。在护理上，吉叔这样处于疾病中间阶段的患者，给照护者带来更多的困难与挑战。

1. 认知障碍早中期患者，有一定的自主生活与行动能力，不需要时时监护，但由于处理紧急情况、判断等能力减退，这时候最易走失，也容易发生意外。

2. 不同于只需要清洗与喂食的卧床患者，照顾这个阶段的患者不仅需要体力，还需要更多的耐心与专业照护技术。

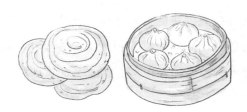

被视作坏人和敌人的丈夫

| 一次解决一个问题

认知症患者就像从成年逆向走回了婴儿期，家庭照护者眼睁睁看见患病的家人一点点地变成了另外一个人，已然心碎，而照护的工作，需要体力、时间的大量投入，还经常需要智勇双全地应对各种突发状况。

照护认知症患者是一门技术活。没有设身处地的理解，没有对这个疾病的充分认识，单凭智勇双全与竭尽全力有时也无济于事，唯剩叹息。

◇

萍女士 68 岁，退休前是公司管理人员，在家也是能手，从买菜烧饭到家庭投资理财都很拿手。但这五年来她的记忆一点点变坏，刚发生的事情很快忘记，买东西时忘记付钱，或者付了钱忘记了拿上买好的东西；在厨房怔怔站很久，不知道熟知的炒菜工作该从哪里下手；说话时常停下来，她忘记了下面该说的词怎样表达……最糟糕的是，她对丈夫姚先

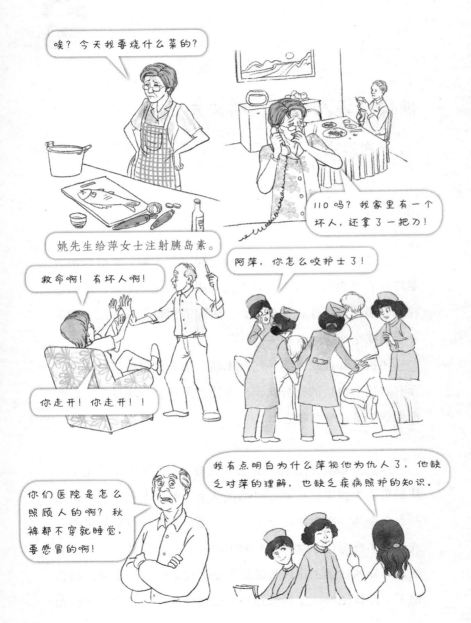

生充满不信任。有一次，一家人正吃饭。苹女士走向电话机，拿起听筒，拨号110，对着电话那头说："警察救命，我家里有坏人……"原来，她认为丈夫是个打算害死她的坏人。

萍女士时常无任何计划地要出家门，姚先生百般阻挠不住，又怕她出意外，只能跟在旁边。而这一行为也让萍女士记恨于心，把先生视为约束她自由的敌人。一次，萍女士离家出走未归，一天后终于被找回时，情绪不稳定，显得极为违拗。她患有糖尿病，近两年都是由姚先生帮她皮下注射胰岛素。这次迷路事件后，她不让姚先生靠近，更不让打针。姚先生每次强行给她注射药物，都像打一场仗，而被"坏人"强迫打了针的萍女士对姚先生更是又恨又怕。

◇

门诊时，我对萍女士担忧之余，对姚先生的处境也非常同情。但是在萍女士住院后，我却有了不同的看法。

由于易发生风险，姚先生最终要求让妻子住院。我们拟定的住院时间是两周，目标是改善萍女士的情绪，减轻她对丈夫的对立行为。刚开始时，萍女士对陌生环境很抗拒，不肯更换病员衣服，不肯服药与配合检查。在护士想抓住她的手配合测指尖血糖时，她忽然张口咬了护士的手。

萍女士的语言表达有障碍，但有一定理解力。过了两天，我们试着在检查前和她解释说明，如果她特别激动与反对，护士就离开。过15—30分钟后看她情绪平复些，再进行医疗活动。果然，萍女士的激烈行为和冲突明显减少了。

很麻烦的是她的血糖水平非常不稳定，高时达到 23 毫摩尔每升，低时到 2.4 毫摩尔每升。在过高与过低间转换很快，胰岛素的调整需要很谨慎。血糖过高与过低，对萍女士的认知障碍都有负面的、直接的影响，同时会让她的情绪烦躁、不稳定。我们与姚先生说明当前的主要工作是稳定萍女士的血糖。

◇

萍女士住院第五天，姚先生来找我。他面色凝重，一定有什么大事发生了？我脑子飞快闪过几个念头，是她妻子的血糖过低？或者萍女士的冲动行为被他阻拦避免了？

姚先生开口说："幸好我昨晚过来，我发现她只穿着纸尿裤，光着腿睡着！"我愕然："她没盖被子吗？"他说："被子盖了！但被子是会透风的！要不是我过来，让护工给她穿上秋裤，那她就冻着了，就感冒了！"

我不由莞尔，和姚先生做了耐心的解释。医护工作人员对住院病人感冒或感染十分重视，有规定程序开展防范。他的妻子目前护理、医疗都有困难，血糖这样上下波动可能危及生命，我们当前最关键是稳定她的血糖。

姚先生显然并不理解，他强调："我很担心她感冒，她感冒了就更不得了了！她血糖的问题我很早就知道了，高一点低一点很常见，也没关系……"

◇

在姚先生声情并茂的长达10多分钟的话语中，我忽然有些理解认知障碍的萍女士为什么视他为仇敌了。姚先生显然爱护他的妻子，却无法体会到妻子的需求。他每天焦灼与紧张，花很大的力气想照顾好妻子，但由于缺乏对妻子的理解，也缺乏疾病照护的知识，因此不能体会妻子的真实风险与真正需求，越努力反而更没了章法，越解决不了问题。

面临认识症患者带来的众多状况，"找出关键的问题，一段时间内只处理一个问题"是照护原则之一。什么是关键问题，怎样进行处理，很考验照护者。睡眠时穿秋裤在当前不是最重要的问题，不穿秋裤和感冒之间也不存在必然的联系，有中央空调的病房也很难说会冻着。姚先生欠缺理解但却很固执，认定此事是头等大事。如果居家时他也一直误判与坚持，那显然妻子也感受不到帮助，疾病中的她苦于没法明确表达，因此就可能采用直接的暴力与冲动的行为来对抗。

希望专业的认知障碍护士与护理员团队能更快建立，也许可以为千千万万的像萍女士这样的患者代为诉说需求，更充分地为姚先生们提供支持。

1. 在众多棘手的认知症患者照护问题中，找出关键问题，贯彻"一次解决一个问题"的原则。

2. 以认知症患者为中心，体察患者的需求和困难，要求照护者有很强的观察与共情能力，同时可能还需要专业人员的支持。

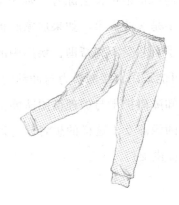

会叮咚响的门铃钱包

| 尝试新办法

很多时候，我喜欢自己的工作，其中一个原因是在艰难应对疾病的过程中，能遇上许多有智慧、有担当的患者家属。他们承担了照顾家人的工作，并找出了许多神奇的办法。

最有印象的是妮女士。她的妈妈患阿尔茨海默病有八年了，在各个时期，妈妈出现不同的问题。妮女士为了妈妈能安宁些、开心些，真称得上是妙计连出呢！

◇

妮女士妈妈生病时是 78 岁，刚开始的时候主要是记忆不好，一件事问很多遍。比如问外孙何时回家，会问妮很多次："他什么时候回家啊？"一天重复几十次问同一件事，是家常便饭。

妮女士说："她问我一次，我就答一句。每一次都当妈妈是第一次问一样，从来不拆穿。"

由于记忆不好，妈妈总找不到东西。特别是她的钱包，

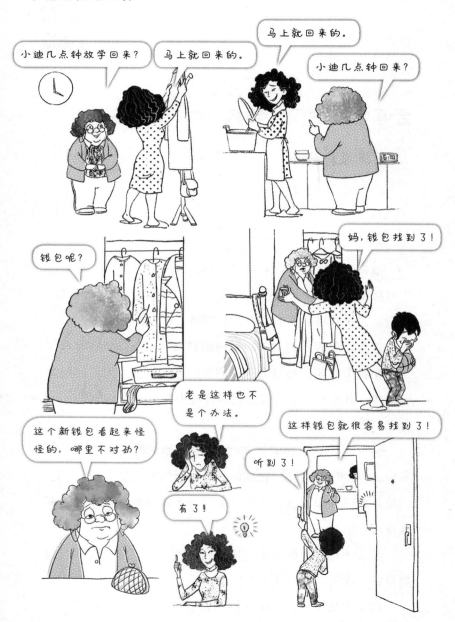

每天都要找，找不到就到处翻。家里翻个底朝天倒也算了，关键是找不到她就着急，焦躁，不吃东西也不睡。有时甚至骂人，猜疑这个那个人。由于担心丢失，妈妈往往将钱包藏在隐秘处，比如垫被下、床底、衣柜里，然后就忘得干干净净。妮女士每天看着妈妈着急，心想这样下去也不是个办法，就一次性买了六个一样的钱包。在每个钱包里放一样多的钱，妈妈找不到的时候，就拿出一个，然后大声说："啊，找到啦！"终于可以安宁一阵子了。

"可是，也有失算的时候。"妮女士说，"当最后一个钱包被拿出来时，由于明显比前面的钱包要新，妈妈拒绝认领，并用怀疑的眼光看着我们……"

"怎么办呢？后来，我们又想到了一招。我们将家里的门铃卸了下来，放进她的钱包。每次找不到钱包，我们就去按下门铃，钱包就响了起来。这样我们又安生了好一阵子，妈妈的钱包问题总算解决了！"

◇

就是这样的"斗智斗勇"，再加上妮女士有时带妈妈来门诊，和我聊一聊，在原本对妈妈的孝顺心思里，多了对妈妈疾病的理解。阿尔茨海默病的老人，记忆力减退，问过了不记得，每一次重复地询问对老人来说都是第一次。如果家人去纠正她，或训练她记住，那只能让老人困惑甚至自卑。不断找东西也是常见的问题，老人害怕重要的东西遗失，因此会将东西藏起来。找的时候呢，她却连自己藏东西这个事情也忘记了。在老人想来，自己的东西找不到了，又不是自己藏起的，那当然就是其他人偷走了她的东西，还拒不归还。而且阿尔茨海默病也导致判断能力与情绪控制能力下降，所以，猜疑、紧张、易怒就在所难免。

妮女士在并不了解这种疾病的时候，本着让妈妈开心些的孝顺，想出了这么多妙计，确实让我这做医生的也非常佩服。

1. 认知症的老人家就像个孩子，不记事，有时还不管不顾，照顾他们需要耐心与理解。

2. 对认知症的老人讲道理、做规矩常常是没有用的，想办法在保护他们尊严与安全的情况下，不断尝试新的办法，让他们感到自己是被尊重的。

病妈妈和病女儿

| 不过多帮助

　　第一次见到潇妈妈是在一年前，她和社区 "剪爱公益"
负责人汤彬一起带潇来门诊。她的女儿潇 50 多岁，患有很
严重的认知障碍，行走需要搀扶，说话简单，有时会发脾气。
潇妈妈 83 岁，本科学历，她在女儿患病从国外回来后承担
起照顾女儿的工作。

　　但不久，潇的同学及其他亲友发现，潇妈妈的记忆也不
好，常常不记得说过的话，家里也不会整理。更糟糕的是，
尽管母女俩的生活或多或少需要协助，但潇妈妈疑心重，不
让别人常来家里，也拒绝请保姆，甚至把潇带来的保姆也赶
走了。

◇

　　我在诊室见到潇妈妈时，她看上去很干净，很警觉，但
还是保持了礼貌。她反复强调："我能照顾好我女儿。"

　　汤彬说，潇妈妈特别希望自己照顾女儿，不喜欢别人干

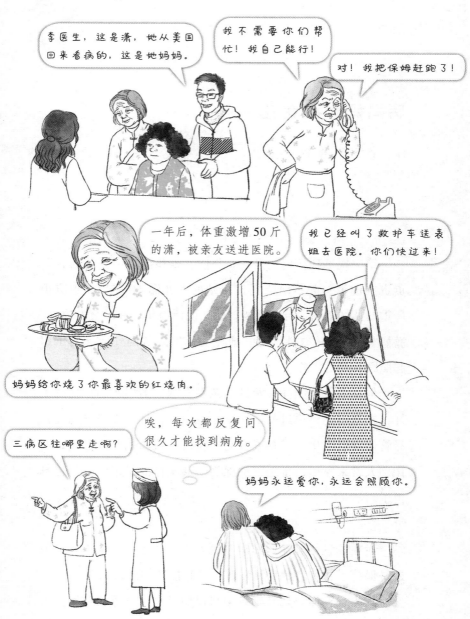

预。有时会大发脾气，把前来帮忙的人骂走。甚至会到居委会去吵，要求居委会做主："我自己的女儿，不要别人来管。"潇妈妈认为其他人插手，可能是居心不良。

我心里有点担忧，潇妈妈看起来似乎也有认知障碍，这些固执、猜疑、记忆力差都指向认知障碍和伴随的精神行为障碍。但那天就诊的是潇，我没有可能对照料者潇妈妈进行干预。

◇

再见潇妈妈是一年后了。在潇被其他亲友送到我们老年科住院后的两天后，潇妈妈赶了过来。

一年前还比较苗条的潇，体重激增了 25 公斤。她这一年恶化很快，并且臀部皮肤压疮明显，有发热，合并肺部感染。潇夜眠欠佳，入睡困难，情绪不稳定，发脾气，吵闹，在其他医院无法处理，由平推车躺着送来住院的。

"我们差不多是把潇从她妈妈那儿偷来的。"潇的法定监护人说，"潇妈妈不让潇住院。潇都这样了，潇妈妈还是认为自己照顾女儿很好，把潇送到哪里住院，潇妈妈都去吵闹，要带女儿回家。"

果然，潇住院后潇妈妈反复要带女儿回去，对医院的探视规定不能听从。而且，让我非常忧虑的是，每次来探视女儿，潇妈妈都不记得路。她用纸条写好了医院的名称，叫车到医院门口。每次从医院走到我们病房门前，总共三分钟的路程，潇妈妈都要花很长时间询问很多人，才能抵达。

◇

"医院有个老太太，拿着纸条到处问你们的病房在哪。"在潇入院的前几天，医院的同事们纷纷告诉我们。一次在路上，我见到了潇妈妈，她不记得我了，手里拿着纸条，从电梯下来。我问她是不是没有找到病房，她告诉我，她来早了，没有到探视时间，不能看望女儿。我问她那怎么办呢？潇妈妈说："没有办法，我等会再来。"

病房的护士同事们无奈地说："潇妈妈今天来了好多次了，也告诉了她好多次探视时间，但她还是来。每次来还要偷偷把潇带走，或者就是指责我们。"

我听说后有点揪心，这老太太这样糊涂，不会哪天把自己给弄丢了吧，而且她独自一人，意外很难避免。

我和潇的监护人商谈，监护人认为老太太是有问题的，希望我们能进行诊断和治疗。于是，我们把潇妈妈也收入住院。经过检查，潇妈妈的诊断明确下来。她有轻度阿尔茨海默病，伴随情绪不稳、猜疑等精神行为问题。

原来潇妈妈也是个阿尔茨海默病患者，照顾着病情更严重的阿尔茨海默病女儿。这一年她们母女俩是怎么过来的啊！

◇

她们的亲友弥生说："潇妈妈特别爱女儿，一心为女儿着想。知道女儿患病后，她不顾自己年龄悉心照顾。她最会做的菜是红烧肉，她记得潇喜欢吃红烧肉。所以她几乎每餐都给潇吃红烧肉，再买上馒头。潇不要吃，她就喂着给潇吃"。

"而且，她给潇吃过了，过了一小时就忘记了。她会再次给潇喂一餐。"

"在妈妈的关心下，每天潇吃很多餐的红烧肉和馒头。"

"就这样，苗条的潇一年间变成了个快 100 公斤的胖子，体重增加了，潇更走不动路了。潇妈妈扶不起她，就每天让她坐着，皮肤的压疮也就出来了，有时上厕所也困难，大小便难免就弄在身上。"

"就这样，潇妈妈认为自己能照顾好女儿，也不让别人来照顾潇。亲友们觉得再这样下去实在不行，就想了各种办法，把潇送了医院住院。但是，喊叫不配合的女儿已经够麻烦了，妈妈还要闹，别的医院实在吃不消，所以才要来你们这儿。"

听了弥生的话，我不由陷入沉思。潇妈妈她近事记忆很差，刚发生的事情转瞬即会忘记。她也是知道自己的记忆不好，不然不会成天拿着记事的本本与纸片努力记录。潇妈妈出于对女儿的爱，用了最大的努力来记住，在困扰她的乱麻般的信息中找到女儿地址等相关信息，尝试去保护女儿、帮助女儿，对潇妈妈这样的认知障碍患者来说，是一件非常不容易的事情。

认知障碍的照护无疑是很困难的事情，常需要专业的医疗与照护团队共同工作。即使是身体健康的成年人尚且难以恰当应对，更不要提 83 岁的有认知障碍的老人了。在潇妈妈执拗的爱里，她拼尽自己的力量去帮助潇，反而造成潇恶化加速，很快退化到了小婴儿的状态，甚至出现了生命健康风险。

可怜天下父母心。面对潇妈妈的疲倦与倔强，作为医师的我该怎么对她说——有时候，越爱，越错。

1. 认知障碍患者到了中重度时，生活起居需要他人监护或帮助，但需要尽可能维持患者的功能。在把握安全与维护功能的平衡中，需要专业的照护指导与介入。

2. 居家照护，家人常犯的错误就是过多地帮助，急于帮助患者，把他 / 她还可以承担的工作或家务或生活能力都承担下来，累了照护者，也害了患者。

患病后的生活也可以挺好

| 恢复生活能力

那天门诊，钟先生和太太来到我诊室希望加号。他们说是按我的要求，满一年了来复诊。和所有医师一样，对于能遵从医嘱的家属很有好感。我愉快地给他们加了个号。

患者是钟太太。她一年多前来我门诊时，已在神经内科被诊断为阿尔茨海默病，也服用了促认知药物，觉得收效不大，经熟人介绍来我门诊看看还有什么其他办法。

她当时的病史记录：67 岁，主要有记忆较差和由此情绪的沮丧与低落，语言表达、交流和生活自理没有问题，MMSE 评估是 16 分。各项指标显示她属于阿尔茨海默病的轻中度患者。

我调整了药物，给予脑健康的指导，同时建议让患者尽可能保持生活的内容，喜欢或习惯做的事情可以继续，能参加的同学聚会等活动也尽量参加。经过几次相关的检查和治疗，做了一些非药物干预和调整后，我觉得后续药物与非药

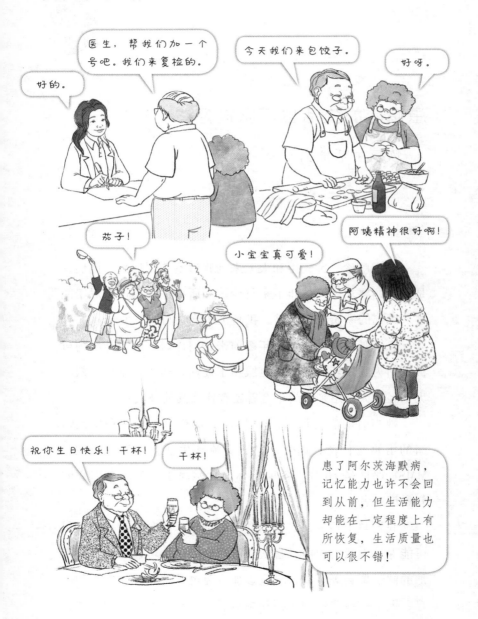

物的治疗只须持续就可以，嘱其一年后再来。

一年后的钟太太依然温文尔雅，比较而言显得开朗许多，诊治过程中不时有笑容。钟先生说，这一年太太记忆力还是不好，但是能做许多家务。他说："我太太已经又能洗菜、切菜、洗衣服、用洗衣机了，我只要陪在旁边。炒菜这些比较有风险的事情我来做，所以我很轻松。"

"我们去小区、去公园活动，也一起去参加同学会，邻居朋友都觉得她比以前好，还问是不是诊断错了呢！"钟先生乐呵呵地，钟太太也笑眯眯地看着先生，表情很自信。

◇

我给钟太太再次做了 MMSE 评估，显示 15 分，和一年前基本一样。也就是说，钟太太的认知能力没有好转，但一年来也基本没有退步。她依然对新发生的事情记不住，对复杂的状况处理困难，但钟太太的生活能力、情绪状态却有了很明显的进步！

钟太太的诊断没有错，她的进步主要受益于老夫妻俩的共同努力。尽管她记忆力差，但并不是一点技能都学不会，只需更耐心的指导和更多次的尝试。大部分的家庭照护者在这个过程中会放弃，而患者本人也容易气馁，钟先生和钟太太却坚持了下来。这一年里，钟先生一点点引导钟太太做事，恢复原来的生活方式与社会交往。钟太太就能一点点地重新开始，操持家务，出门访友。在这个过程中，子女们也时常回家支持与鼓励妈妈，钟太太慢慢变得自信开朗起来。心情好，恢复生活能力与社会交往就更顺利了，她的认知障碍甚至都稳定了下来。

怀疑钟太太被诊断错了的人，正是走入了大部分人对这种病的一个认识误区：得了阿尔茨海默病，就是无法逆转了啊，就是没有办法了呀。这个错误的看法影响了千千万万的患者家庭，患者被早早地放弃，甚至家人不再带患者就诊。

希望钟先生与太太的故事能鼓舞阿尔茨海默病家庭。患了这种病，记忆能力也许不会回到从前，但生活能力却能在一定程度上有所恢复，生活质量也可以很不错！

1. 阿尔茨海默病尽管还没有逆转的方法，但是尽可能延缓认知退化的进程，维护生活功能，减少抑郁等精神行为问题是可以努力做到的。

2. 就算是认知功能减退但只要不到最重度的阶段，患者还是有学习能力的，只是需要更多耐心和鼓励，甚至需要专业康复团队支持。

参考文献

1. Ahbeddou N, El Alaoui Taoussi K, Ibrahimi A, et al. Stroke and syphilis: A retrospective study of 53 patients [J]. Rev. Neurol. (Paris), 2018, 174 (5): 313–318.

2. Albert MS, Dekosky ST, Dickson D, et al. The diagnosis of mild cognitive impairment due to Alzheimer's disease: recommendations from the National Institute on Aging-alzheimer's Association workgroups on diagnostic guidelines for Alzheimer's disease [J]. Alzheimers Dement, 2011, 7 (3): 270–279.

3. Brown EL, Raue PJ, Halpert K. Depression Detection in Older Adults With Demential [J]. Journal of Gerontological nursing, 2015, 41 (11): 15–21.

4. Carrion Carme, Folkvord Frans, Anastasiadou Dimitra, et al. Cognitive Therapy for Dementia Patients: A Systematic Review [J]. Dement Geriatr Cogn Disord, 2018, 46 (1–2): 1–26.

5. Chan Joyce YC, Tsoi Kelvin KF. Response to the Letter to the Editor "Music Listening for People Living With Dementia" [J]. J Am Med Dir Assoc, 2018, 19 (8): 723–724.

6. Emery Virginia Olga B. Alzheimer disease: are we intervening too late? [J]. Pro J Neural Transm (Vienna), 2011, 118 (9): 1361–1378.

7. Fleiner Tim, Leucht Stefan, Förstl Hans, et al. Effects of Short–

Term Exercise Interventions on Behavioral and Psychological Symptoms in Patients with Dementia: A Systematic Review [J]. J Alzheimers Dis, 2017, 55 (4): 1583-1594.

8. Ismail Z, Smith EE, Geda Y, et al. Neuropsychiatric symptoms as early manifestations of emergent dementia: Provisional diagnosticcriter iaformildbehavioralimpairment [J]. Alzheimers Dement, 2016, 12 (2):195-202. DOI: 10.1016/j. jalz.2015.05.017.

9. Li G,Wang LY,Shofer JB,et al.Temporal relationship between depression and dementia:findings from a large community-based 15-year follow-up stude [J]. Arch Gen Psychiary, 2011, 68 (9): 970-977.

10. Macaulay Susan. The Broken Lens of BPSD: Why We Need to Rethink the Way We Label the Behavior of People Who Live With Alzheimer Disease [J]. J Am Med Dir Assoc, 2018, 19 (2): 177-180.

11. Mattsson Niklas, Groot Colin, Jansen Willemijn J, et al. Prevalence of the apolipoprotein E ε4 allele in amyloid β positive subjects across the spectrum of Alzheimer's disease [J]. Alzheimers Dement, 2018, 14 (7): 913-924.

12. McNair Tracy. Early Intervention for Caregivers of Patients With Alzheimer's Disease [J]. Home Healthc Now, 2015, 33 (8): 425-430.

13. Nicolas G, Charbonnier C, Wallon D, et al. SORL1 rare variants: a major risk factor for familial early-onset Alzheimer's disease [J]. Mol. Psychiatry, 2016, 21 (6): 831-836.

14. Pathania Monika, Amisha null, Malik Paras, et al. A case of hypertension with dementia: Common but underdiagnosed [J]. J Family Med Prim Care, 2018, 7 (2): 447–450.

15. Rascovsky K, Hodges JR, Knopman D, et al. Sensitivity of revised diagnostic criteria for the behavioural variant of frontotemporal dementia [J]. Brain, 2011, 134 (Pt9): 2456–2477. DOI: 10.1093 / brain / awr179.

16. Rohrer JD, Guerreiro R, Vandrovcova J, et al. The heritability and genetics of frontotemporal lobar degeneration [J]. Neurology, 2009, 73 (18): 1451–1456.

17. Soudy Rania, Patel Aarti, Fu Wen, et al. Cyclic AC253, a novel amylin receptor antagonist, improves cognitive deficits in a mouse model of Alzheimer's disease [J]. Alzheimers Dement, 2017, 3 (1): 44–56.

18. Sperling RA, Aisen PS, Beckett LA, et al. Toward defining the preclinical stages of Alzheimer's disease : recommendations from the National Institute on Aging–alzheimer's Association workgroups on diagnostic guidelines for Alzheimers disease [J]. Alzheimer's Dement, 2011, 7 (3): 280–292.

19. Stelmokas Julija, Yassay Lance, Giordani Bruno, et al. Translational MRI Volumetry with NeuroQuant: Effects of Version and Normative Data on Relationships with Memory Performance in Healthy Older Adults and Patients with Mild Cognitive Impairment [J]. J Alzheimers Dis, 2017, 60 (4): 1499–1510.

20. Stevens AB , Lancer K , Smith ER , et al. Engaging communities in evidence-based interventions for dementia caregivers ［J］. Fam Community Health , 2009 , 32 : S83-92.

21. Xu Yangqi, Liu Xiaoli, Shen Junyi, et al. The Whole Exome Sequencing Clarifies the Genotype-Phenotype Correlations in Patients with Early-Onset Dementia ［J］. Aging Dis, 2018, 9（4）: 696-705.

22. 何国琪，严伟亮. 老年性痴呆患者家属照料负担与心理健康的相关性分析［J］.中国康复，2007，22:67-68.

23. 贾建平，王荫华，张朝东，等. 中国痴呆与认知障碍诊治指南（七）：照料咨询及相关伦理［J］.中华医学杂志，2011，91: 591-602.

24. 田金洲. 中国痴呆诊疗指南［M］.北京：人民卫生出版社，2017.

编 后 记

做一本带给这个世界温暖、力量和希望的书

这几年，我以写作和讲座为主，较少把时间花在编辑工作上。即便有，也多是在中国原创图画书方面花力气。唯李霞医生这本《帮我记住这世界——临床医生写给认知症家庭的 32 个小故事》例外。

李霞医生找到我，说她想写一本关于认知障碍的科普漫画书。她的意图精准，高贵，让我为之所动。她说，这将是一本给认知症患者家属和专业照护者读的书，它要生动有趣，让他们愿意读，读得懂。她还说，要让他们从中感到温暖、力量和希望。

那时，我亲爱的母亲被诊断为阿尔茨海默病一年余。我有机会去做这本书，似是天意，亦是某种功德。

母亲的短时记忆很差，会在三五分钟里多次反复地问同一个问题三五遍不止。比如，"你爸爸去哪里了？"而我们刚刚回答过，"他去帮你配药了。"再比如，"你女儿读高中了吧？"而我回应了很多次，"今年她高三毕业，准备考大学呢。"

我经历过书里讲的很多诊疗环节，医师评估、身体检查、做基因检测以排除遗传可能性等。我们正不断面对居家陪护中出现的很多问题，比如母亲拒绝服用卡巴拉汀，态度强硬，而

这药虽不能让病情发生逆转却肯定是不能停的；比如承担主要护理责任的父亲，他的情绪和身体状况时刻让人揪着心，我们怕他被拖累、拖垮。

那一年春节家庭聚会时，我把入住养老院、现有住房处置、费用分摊等实际问题摆出来讨论。父母亲都还通达，并不介意和我们一起谈论这些事情。受李霞医生编写的生前预嘱的案例启发，我便想着未来某个合适的时候向父母提出并执行。

事实上，在通读原稿之后，作为特约编辑和统稿者，我被以李霞医生为代表的医护人员宽广深厚的爱打动，被家属的艰难和努力打动，数度泪湿眼眶。作为患者家属，我得以对老年认知症的初期表现、中后期可能的表现、目前照护中需要注意的、今后可能拜托的机构和护理模式有了比较完整的了解。心中有了些底了，对未来事态的发展便不再模糊不清和充满哀伤、无奈。我迫不及待地希望它快些成书，好拿去给家里人看，把我读到的温暖、力量和希望带给他们。

感谢李霞医生的信任，允许我较大幅度地改动文章的标题、字句、段落和标点符号，以转换案例陈述为文学性强、故事性强、可读性强的文本，统一不同案例提供者和陈述者的文字表达风格，以吸引读者去沉浸其中，或体会，或学习，或感动，或感同身受。

感谢顾焱女士的漫画创作，形象生动，应对敏捷。她的创作受限于双色却在双色插画上努力突破自身，表现勇敢而出色。

感谢上海尽美长者服务中心总干事顾春玲女士提供颇具价值的参考用书和编辑意见，她的无私奉爱在本书出版过程中如影随形。感谢上海科技教育出版社生活医学编辑室叶锋主任的支持，感谢责任编辑陈雅璐小姐的专业劳作，和你们并肩做事真好。

你们，在我心中是最美。

前几日，我去西渡看母亲。母亲向来要干净，家里打扫擦拭得清清爽爽，那也是她目前力所能及的家务事。她整体看来还比较稳定，认得我，经由提示能叫出我女儿的名字。我对她说："妈妈，我在做一本书，是为您做的。"转头过去，对父亲说："更是给您看的，希望能多少帮到您一点。"

吴斌荣

写于 2018 年 5 月 13 日母亲节